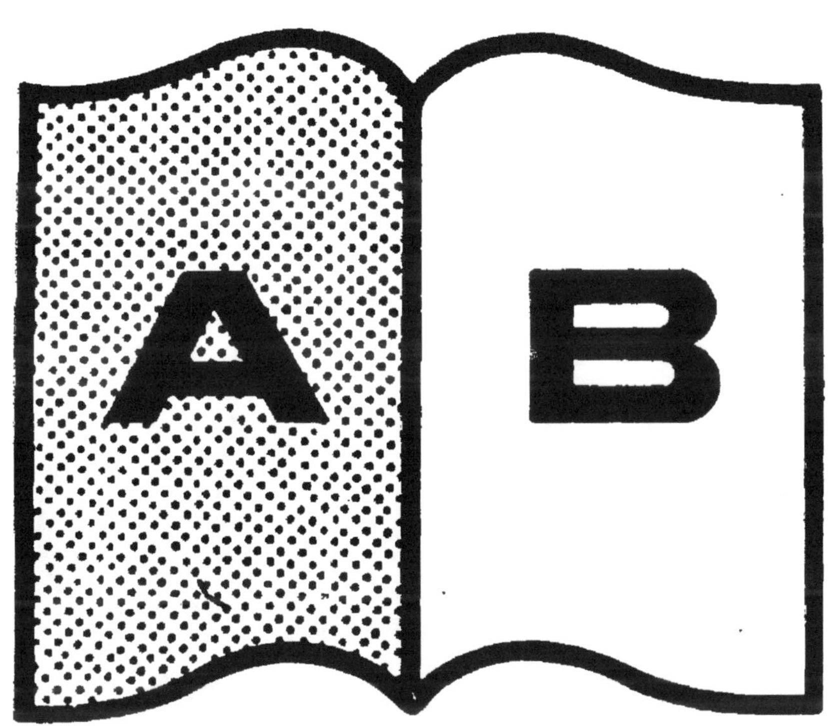

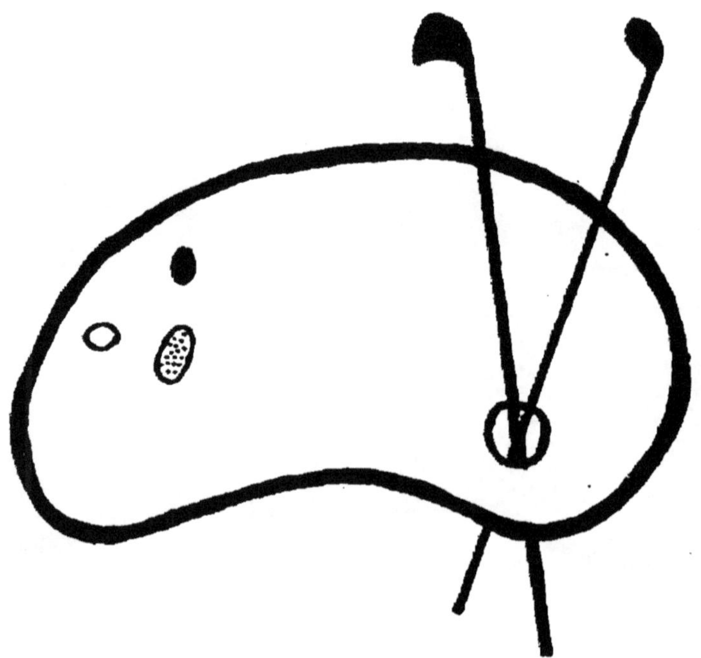

DEBUT D'UNE SERIE DE DOCUMENTS
EN COULEUR

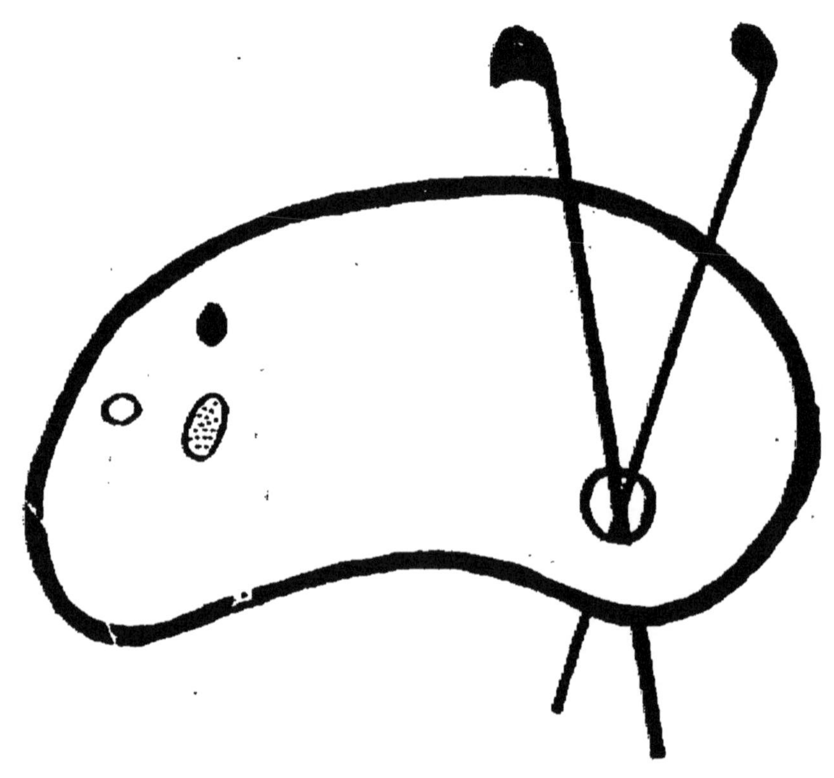

FIN D'UNE SERIE DE DOCUMENTS
EN COULEUR

LE MAGNÉTISME HUMAIN

EN FACE DE

L'HYPNOTISME

L'ACTION CURATIVE A DISTANCE

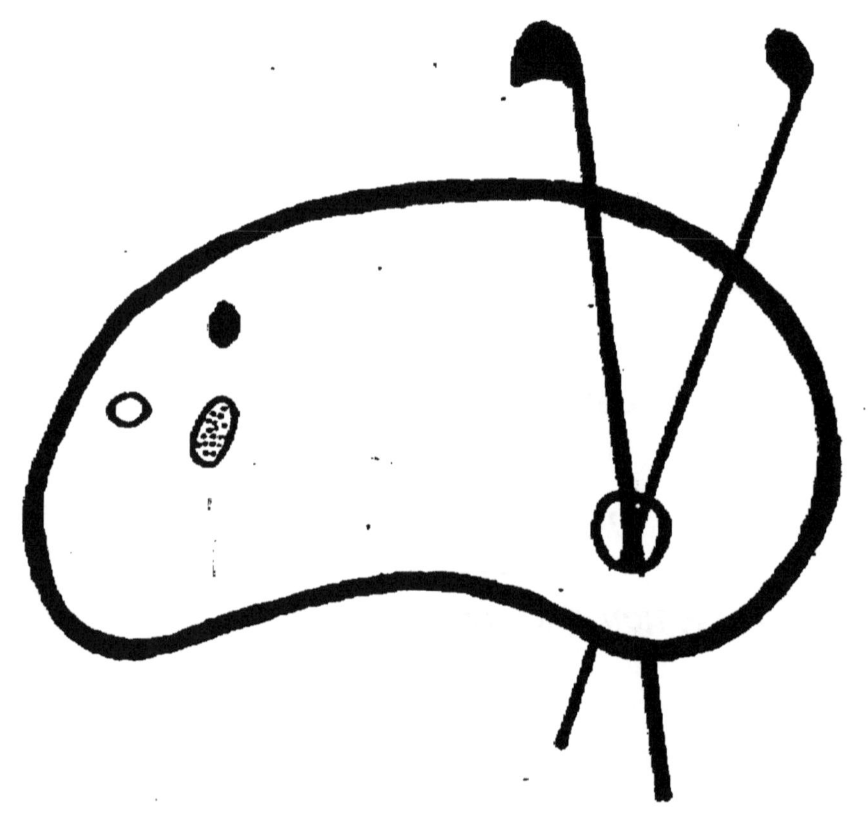

L. MARTIN

Le Magnétisme Humain

EN FACE DE

l'Hypnotisme

L'ACTION CURATIVE A DISTANCE

« Quelque extraordinaires que paraissent
« les faits magnétiques, l'homme dont le cœur
« est probe, et l'esprit droit et juste, ne peut
« ni les rejeter ni les adopter d'avance ; mais
« il doit en douter, et désirer de les vérifier,
« s'il les juge importants pour l'humanité. »

Dr FILASSIER *(Thèse.)*

F. DUCLOZ, LIBRAIRE-EDITEUR
MOUTIERS-TARENTAISE

1907

TABLE DES MATIÈRES

INTRODUCTION

INTRODUCTION

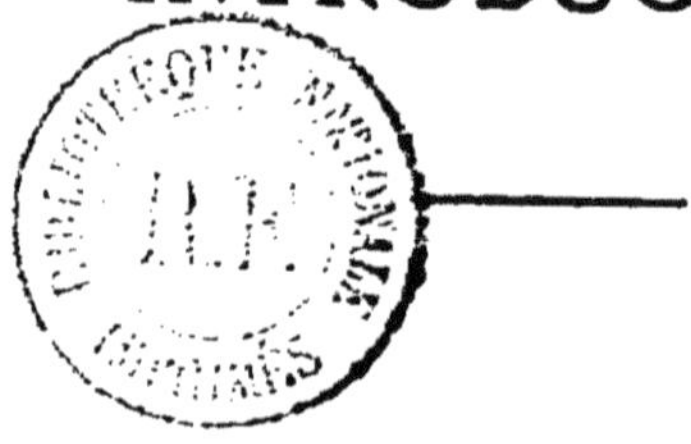

Quand on parcourt les nombreux ouvrages des savants, tenants de la science officielle, qui se sont occupés de Magnétisme animal et d'Hypnotisme, on ne peut pas ne pas être frappé par l'acharnement avec lequel ces doctes auteurs semblent chercher à établir une confusion dans l'esprit de leurs lecteurs, en ne faisant, du Magnétisme et de l'Hypnotisme, qu'une seule science, et en faisant absorber, par le dernier, son malheureux adversaire.

Nous ne scruterons pas les raisons de cet acharnement, pas plus que nous ne scruterons les raisons de l'hostilité manifestée par la plupart des confessions religieuses contre le Magnétisme animal ; ce sont questions spéciales que nous ne pourrions aborder utilement ici et qui viendront en leur temps. Nous affirmerons seulement notre conviction, ce fait, que des différences essentielles existent entre le Magnétisme et l'Hypnotisme — *nous élevant de toutes nos forces contre la doctrine résumée par le docteur Morand dans l'Avant-propos de son ouvrage* : Le Magnétisme animal *(Paris, 1889), Avant-propos où cet auteur dit : « Le Magnétisme animal, « sous le nom qu'il porte aujourd'hui d'hypno- « tisme..... »*

Et s'il semblait téméraire, de notre part, de venir contester les écrits des savants auxquels nous avons fait allusion en commençant, nous nous bornerions à déclarer que nous n'avons pas du tout l'orgueil de nous mettre sur la même ligne que ces esprits d'une valeur certaine, mais que nous désirons une chose : mettre en relief ce qui, selon nous, constitue, entre le Magnétisme et l'Hypnotisme, les différences essentielles dont nous avons parlé. Nous n'avons donc pas la prétention d'imposer nos idées, nous revendiquons simplement le droit de les exprimer.

Genève, 4 janvier 1907.

LE MAGNÉTISME HUMAIN

EN FACE DE

L'HYPNOTISME

L'ACTION CURATIVE A DISTANCE

LE MAGNÉTISME HUMAIN

EN FACE DE

L'HYPNOTISME

L'ACTION CURATIVE A DISTANCE

I

GÉNÉRALITÉS

Nous aurions voulu apporter, dans ce travail, l'avis de nombreux auteurs pour appuyer nos idées de leur autorité incontestée, mais des raisons personnelles nous tenant éloigné de notre bibliothèque, nous avons dû nous contenter des quelques volumes qui se trouvent actuellement sous notre main.

Cette explication est nécessaire pour que l'on nous soit indulgent, et que l'on comprenne bien ce qui nous a empêché de varier les origines de nos citations et nous a obligé à nous appuyer souvent sur la compétence du même magnétiseur ou du même hypnotiseur.

Nous avertissons également que nous ne parlerons ici que du magnétisme *animal*, laissant volontairement de côté tout ce qui est du domaine du magnétisme *minéral*.

Ce dernier, en effet, est, suivant l'avis du docteur Moilin (1), « une science extrême-
« ment complexe..... qui restera toujours
« inabordable pour tous ceux qui n'en ont
« pas fait leur profession exclusive et ne lui
« ont pas consacré toutes leurs facultés et
« tout leur temps. »

Nous n'avons pas non plus, l'intention de

---

(1) Dr Moilin : *Traité élémentaire de Magnétisme*. Paris, 1869, p. 133.

retracer l'histoire du magnétisme animal ; des personnes plus compétentes, plus autorisées que nous, l'ont fait à la satisfaction de tous ; nous voulons seulement, en quelques mots et le plus rapidement possible, rappeler l'accueil fait, en France, au magnétisme animal, par les corps savants, depuis Mesmer jusqu'à nos jours :

Tout le monde sait que Mesmer, cet apôtre vagabond du magnétisme animal, après avoir essayé en vain de faire accepter par ses compatriotes sa théorie du fluide vital universel, fut, par l'hostilité de ceux qu'il tentait de convaincre, contraint à s'expatrier, et qu'il passa d'abord en Suisse, puis en France, après un nouveau et très court séjour à Vienne.

Son séjour en France n'eut pas le résultat qu'il en espérait pour la cause du magnétisme, et si nous le voyons faire des guérisons, dont rendent témoignage les personnes guéries elles-mêmes, si nous voyons se grouper autour de lui (1) une phalange d'esprits indépendants et vraiment désireux

(1) Voir Appendice : Note A.

du progrès de la médecine, nous pouvons juger aussi l'acharnement que mirent à le calomnier et à détruire son enseignement, non seulement des esprits arriérés, ignorants ou peu sérieux, mais aussi des hommes que la France se plaisait à compter parmi ses savants les plus érudits et les mieux doués au point de vue de l'intelligence.

Cette collaboration de la science et de l'ignorance serait à déplorer, si elle n'avait donné lieu à une bataille formidable, dont nous retrouvons les traces dans les ouvrages si nombreux parus à cette époque. Tous les esprits étaient surexcités et l'on avait rarement vu jusqu'alors une mêlée aussi passionnée ; mêlée, dans laquelle, partisans ou adversaires du magnétisme, tous tenaient à faire triompher leurs idées La lutte ne fut pas toujours courtoise et équitable, témoin, par exemple, l'arrêt rendu en 1780, par le doyen de la Faculté de Médecine de Paris, arrêt qui comprenait :

1° Injonction à M. d'Eslon d'être plus circonspect à l'avenir;

2° Suspension pendant un an, de voix

délibérative dans les assemblées de la Faculté ;

3° Radiation, à l'expiration de l'année, du tableau des médecins de la Faculté, s'il n'avait pas, à cette époque, désavoué ses observations sur le magnétisme ;

4° Rejet des propositions de Mesmer.

Il ne faudrait pas croire que le docteur d'Eslon, fut la seule victime de l'hostilité de ses collègues ; pour s'en convaincre on n'a qu'à lire un petit ouvrage de L. F. Thomas d'Onglée, Docteur de la Faculté de médecine de Paris : *Rapport au public de quelques abus en médecine ; avec des réflexions et notes historiques, critiques et médicales* (Paris 1785), et si ce rapport ne paraît pas suffisant pour permettre de juger, sainement, la haine soulevée au sein des corps savants contre le magnétisme, on peut encore se reporter au *Mémoire*, pour *M. Charles Louis Varnier, docteur régent de la Faculté de médecine de Paris et membre de la Société Royale de médecine, appelant d'un décret de la Faculté,* contre *les Doyen et Docteurs de la dite Faculté, Intimés* (Paris 1785).

Les choses, on le voit, étaient arrivées à l'état aigu ; souvent, l'épigramme se mit de la partie, et tout le monde connait ces vers que nous nous permettons de rappeler :

Le magnétisme est aux abois ;
la Faculté, l'Académie,
l'ont condamné tout d'une voix,
et l'ont couvert d'ignominie.
Après ce jugement bien sage et bien légal,
si quelque esprit original,
persiste encor dans son délire,
il sera permis de lui dire :
Crois au magnétisme..... animal.

Mais après les chansons, les épigrammes, les pièces de théâtre et les prédications ; après des batailles et des discussions interminables dans lesquelles aucun des adversaires ne voulait s'avouer vaincu ; après des rapports d'académies, des délibérations de corps savants, de nombreuses intrigues de cour, une trêve générale fut imposée par la Révolution Française ; on eût pu croire que, dans ce bouleversement social, le magnétisme animal devait définitivement disparaître, mais le calme politique succéda à l'orage, les idées reprirent peu à peu leur cours et les partisans du magnétisme recommencèrent leurs travaux. Ce ne fut guère, cependant, que dans les premières années du dix-neuvième siècle qu'ils réussirent de nouveau à attirer sur eux l'attention des savants.

L'ancienne ardeur pour la discussion se ranima alors et, depuis, les adversaires et les partisans du magnétisme animal ne firent que se multiplier.

Le magnétisme animal si décrié, et contre lequel s'était soulevé le monde médical presque tout entier, força les portes de ses adversaires, mais l'étude de ses phénomènes par les Sociétés savantes eut un résultat inattendu ; en effet, poussés par la pseudo-découverte de l'abbé Faria et de Braid, négateurs de tout fluide, les chercheurs, après avoir refusé d'admettre le magnétisme animal, furent amenés malgré eux à reconnaître la réalité de certains faits avançés à son sujet. L'hostilité ne désarma pas pour cela, mais afin de ne pas infliger un démenti aux conclusions présentées autrefois par les diverses Académies qui s'étaient occupées de la question, on chercha, pour la chose, un nom nouveau ; après l'*électro-biologie*, on eut le *Braidisme* (1), puis on arriva à l'*hypnotisme* de nos jours.

On assista alors à un spectacle bien curieux : les phénomènes du magnétisme animal, qui n'existaient pas, disait-on autrefois, furent tous repris et attribués à l'hypnotisme, ou, si on le préfère, aux procédés employés pour produire l'hypnose. On parla bien encore de magnétisme, mais exclusivement pour indiquer et railler les erreurs dans lesquelles étaient tombés ceux qui avaient tenté de l'étudier, et l'on en fit un humble accessoire de la nouvelle et grande arme savante qu'est l'hypnose.

---

(1) Parmi les noms harmonieux dont on voulut décorer le magnétisme, nous pouvons citer ceux qu'indique le Baron d'Henin de Cuvilliers, dans le huitième volume des *Archives du Magnétisme animal* (Paris, 1823, p. 12). Le magnétisme y est appelé *onirexie* et le magnétiseur devient *onirexiste* ; ou bien encore on y transforme le magnétisme en *phantasiéxoussie*, le magnétiseur en *phantasiéxoussiste*, et l'on forge pour la commodité du langage, l'adjectif *phantasiéxoussique*, l'adverbe *phantasiéxoussiquement* et les substantifs *phantasioscope* et *phantasioscopie*. Comme tout cela embellirait un discours académique !

Tous les ouvrages traitant de l'hypnotisme confondent, comme à dessein, hypnotisme et magnétisme, et cherchent à faire disparaître ce dernier sous l'ampleur de discussions tendant à démontrer qu'il n'existe aucun fluide.

Nous est-il permis maintenant, à nous magnétiseurs, d'accepter la situation faite au magnétisme ? Devons-nous subir cette décision qui fait du magnétisme un accessoire de l'hypnotisme ? Evidemment non !

Nous avons la conviction, en effet, que, tout au contraire, c'est ce dernier qui n'est qu'un accessoire du premier, et que si le magnétisme peut produire tous les effets produits par l'hypnotisme, celui-ci est loin de pouvoir produire tous les effets produits par celui-là. Pourquoi, dès lors, laisser écraser ce qui fait la gloire des Mesmer, des de Puységur, des Deleuze, des Du Potet, des Lafontaine et de tant de magnétiseurs de notre époque?

Nous devons dire de suite que notre prétention n'est pas d'épuiser la question, car il faudrait pour cela de nombreux volumes ; mais nous espérons démontrer, dans les grandes lignes, que, non seulement, *Magnétisme* et *Hypnotisme* ne sont pas une seule et même chose, mais encore que, comme nous l'avons affirmé déjà, *l'Hypnotisme n'est qu'un accessoire du Magnétisme.*

Pour faire cette démonstration d'une façon suffisamment claire et précise, il nous faut tout d'abord définir le Magnétisme et l'Hypnotisme, en marquer ensuite les caractères et bien poser les limites de la discussion.

II

DÉFINITIONS

1° LE MAGNÉTISME

Du Potet (1) définit le Magnétisme de la façon suivante : « Communément — « dit-il— on donne le nom de magnétisme « animal, à l'influence occulte, que les corps « organisés exercent à distance les uns sur « les autres. »

Selon Morin : (2) « Le magnétisme est la « science, qui traite de l'action de l'homme

(1) Du Potet : *Manuel de l'étudiant magnétiseur*. Paris, 1868, p. 1.

(2) Morin : *Du magnétisme et des sciences occultes*. Paris, 1860, p. 10.

« sur ses semblables, et plus généralement, « de l'action qu'exerce un être vivant, sur « d'autres êtres, sans l'emploi des moyens « ordinaires de relation. »

Suivant Deleuze : (1) « Le magnétisme est « la faculté qu'a l'homme, d'exercer sur ses « semblables, une influence salutaire, en « dirigeant sur eux, par sa volonté, le prin- « cipe qui le fait vivre. »

D'après Lauzanne : « Le Magnétisme est « l'action de l'intelligence, sur les forces « conservatrices de la vie. »

Ricard (2), déclare que le magnétisme est « la manifestation de la faculté que possèdent « naturellement tous les êtres, d'agir les uns « sur les autres, et chacun sur sa propre « organisation, mais plus ou moins puis- « samment, en raison de leurs forces respec- « tives. . . . . cette action est plus « ou moins forte, en raison de la volonté « émissive. »

---

(1) Deleuze : *Instruction pratique sur le magnétisme animal.* Paris, 1825, p. 9.

(2) Ricard : *Traité théorique et pratique du magnétisme animal.* Paris, 1841, p. 193.

Pour Charpignon(1), « le magnétisme est la « grande loi, qui établit entre toute la créa« tion, les rapports de solidarité et d'in« fluences. »

Quant à nous, sans vouloir critiquer en rien les opinions des savants auteurs dont nous venons de rapporter les termes, nous désirons donner, du magnétisme, une définition qui ne laisse à aucun hypnotiseur la possibilité de dire que nous rentrons, par le fait même de cette définition, dans la catégorie des procédés hypnogènes que nous examinerons à leur tour. Nous nous rapprocherons donc de Morin et de Ricard, et nous dirons que : *Le Magnétisme est l'action du rayonnement volontaire ou involontaire de l'homme sur l'homme, sur les animaux et même sur les corps bruts, nous pourrions dire sur la nature entière.*

Nous donnons cette définition parce que les inventeurs de l'hypnotisme ont accaparé tous les procédés anciens du magnétisme, pour les faire leurs, et nous refusent, à nous

---

(1) CHARPIGNON : *Physiologie, médecine et métaphysique du magnétisme.* Paris, 1848, p. 39.

magnétiseurs, le droit de nous en servir, sous prétexte que ces procédés rentrent dans les actions mécaniques ou autres dont nous parlerons dans la suite.

Nous acceptons la situation qui nous est faite par nos adversaires, elle nous permettra de montrer, d'une façon plus vive, que l'hypnotisme ne peut produire les effets produits par le rayonnement magnétique, dont nous parlons, et que, dès lors, il y a lieu d'admettre l'existence du magnétisme animal.

Ainsi aurons-nous établi clairement, croyons-nous, que, suivant l'expression trouvée dans un ouvrage dont le titre ne peut être utilement cité, cet ouvrage n'étant pas dans le commerce, « l'hypnotisme n'est « qu'une science de transition et qu'on sera « forcément ramené au magnétisme et au « fluide des magnétiseurs. »

2° L'HYPNOTISME

Le professeur Morselli nous donne, de l'Hypnotisme, une définition qui nous le fait bien comprendre : « L'hypnotisme — dit-il —

« est un sommeil artificiel plus ou moins
« profond, dans lequel, quelques régions du
« cerveau restent comme paralysées, tandis
« que d'autres au contraire sont extraordi-
« nairement excitées. »

Brown-Séquard de son côté dit : « L'acte
« initial lui-même à l'aide duquel un indi-
« vidu est jeté dans l'hypnotisme, n'est qu'une
« irritation *périphérique*, — d'un sens ou de
« la peau ; ou *centrale*, sous l'influence d'une
« idée ou d'une émotion, qui produit une
« diminution ou une augmentation de puis-
« sance de certains points de l'encéphale, de
« la moelle épinière et d'autres parties.
« L'hypnotisme n'est rien que l'état très
« complexe de perte ou d'augmentation
« d'énergie dans lequel le système nerveux
« et d'autres organes sont jetés sous l'in-
« fluence de l'irritation première, périphéri-
« que ou centrale.

« Essentiellement donc, l'hypnotisme n'est
« qu'un effet ou un ensemble d'actes d'inhi-
« bition ou de dynamogénie. »

La définition des deux adversaires en présence étant clairement posée, nous allons entrer immédiatement dans l'examen des procédés qu'ils emploient l'un et l'autre, pour la production des phénomènes auxquels ils donnent naissance.

III

PROCÉDÉS

1° DE L'HYPNOTISME

Suivant les partisans de l'Hypnotisme, le sommeil hypnotique n'est pas produit par l'action rayonnante d'un fluide, mais par l'action des gestes, de la voix des opérateurs, ou d'autres procédés, sur le *moi* du sujet — gestes, voix ou procédés, qui déterminent, alors, des états spéciaux chez ce dernier.

Avec les opérateurs, varient les procédés employés, pour produire l'hypnose ; voici les principaux seulement de ces procédés, exposés le plus brièvement possible :

1° La méthode de Braid, ou fixation d'un objet brillant, placé à environ quarante centimètres des yeux du sujet. De nombreux opérateurs se sont servi de ce moyen en le modifiant.

2° L'occlusion des paupières, avec légère pression exercée, par le pouce et l'index, sur les globes oculaires, de façon que la paume de la main dont on se sert, pour opérer cette pression, s'appuie sur le front, afin d'éviter la fatigue à l'opérateur, si le sommeil tarde à se produire. On exerce aussi en même temps, une pression sur le vertex.

3° Fixation intense des yeux du sujet, par l'opérateur qui tient en même temps les pouces du sujet dans ses mains ou dans ses doigts. Les yeux de l'opérateur dans la circonstance remplacent, dit-on, l'objet brillant de Braid.

4° Chez certains sujets, une fixation un peu prolongée d'un objet, les vibrations d'un diapason, le tic-tac d'une montre, suffisent pour déterminer le sommeil, surtout lorsque les sujets ont été déjà hypnotisés.

5° La pression d'un des points hypnogènes que l'on trouve sur beaucoup de sujets, détermine également le sommeil ; la compression de l'ovaire se rapporte à cette méthode, l'ovaire étant, pour ainsi dire constamment, le siège de zones hypnogènes.

6° L'approche d'un aimant, près d'une hystérique, peut également déterminer le sommeil hypnotique.

7° Un bruit violent, comme la chute de la foudre, le sifflet d'une locomotive, le son d'un gong frappé à l'improviste.

8° Hansen fait fixer un morceau de verre à facettes très brillant, fait quelques passes devant le visage du sujet sans le toucher, lui ferme les yeux et la bouche en touchant doucement les paupières et les joues.

Ce moyen n'est qu'une modification de la méthode de Deleuze, mais ce dernier enseignait que le magnétiseur était obligé d'exercer sa volonté à devenir assez ferme pour obtenir des effets magnétiques. Deleuze s'asseyait devant le sujet, en prenait les jambes entre les siennes, plaçant ses pieds et ses genoux contre les pieds et les genoux du sujet d'une part, et tenant, d'autre part, les pouces de ce dernier, de façon que leur surface interne soit placée contre la surface interne de ses pouces, il fixait doucement son regard pour établir le rapport, qui était décelé, selon lui, par un égal degré de chaleur entre les pouces des deux personnes ; puis il élevait ses mains à la hauteur de la tête du sujet, les plaçait quelques instants sur les épaules de celui-ci et, lui touchant légèrement les bras, conduisait lentement ses mains jusqu'à l'extrémité des doigts ; il faisait ce mouvement cinq ou six fois ; posant ensuite les mains sur la tête pendant un moment, il les abaissait, les passant devant le visage, à la distance d'un ou deux pouces, descendait jusqu'à l'épigastre où il s'arrêtait pour appuyer les pouces au creux de l'estomac et les autres doigts sur les côtes, puis il descendait les mains lentement le long des côtés jusqu'aux pieds. Il répétait ces passes jusqu'à ce que le sommeil se produisit.

Après Deleuze, certains opérateurs se sont contentés de tenir les pouces du sujet, pendant quelques minutes, et de faire ensuite des passes uniformes, principalement sur la tête, le front, les paupières et les épaules.

9° La suggestion. L'opérateur commande au sujet de s'endormir, et souvent le sommeil s'obtient ainsi.

10° Enfin l'autosuggestion, c'est-à-dire que le sujet, sachant que l'on cherche à l'endormir, est pour ainsi dire plongé dans l'hypnose, par la persuasion où il est qu'il doit dormir.

Nous nous en voudrions de ne pas citer encore, non plus comme procédé principal, mais comme procédé au moins original, celui qu'imagina Pététin, pour apporter du soulagement à certains de ses malades.

En effet, Pététin ayant trouvé sept ou huit malades, possédant la faculté de voir et d'entendre par le creux de l'estomac, expliqua cette faculté par l'accumulation de l'électricité animale dans certaines parties du corps. Il pensa donc à extraire l'excès de cette électricité animale et, pour ce faire, il aspirait le nez de ses malades! Bien qu'étrange, ce procédé fut repris par d'autres, et l'on prétend que Georget, médecin de la Salpêtrière, passa une grande partie de la nuit, tenant le nez d'une somnambule entre ses lèvres (1).

---

(1) Nous ne voulons pas laisser porter contre nous l'accusation de nous livrer à de mauvaises plaisanteries; pour échapper à ce soupçon, nous tenons à donner in extenso le passage où Pététin, dans son ouvrage : l'*Electricité animale* (Paris et Lyon, 1808, p. 99), décrit son procédé :

« La tuméfaction subite de l'épigastre qui se développait, « au moment de l'attaque, me fit conjecturer qu'il existait « deux foyers électriques chez la malade, l'un dans le « cerveau, et l'autre dans l'estomac; je ne m'occupai plus « que du moyen de les dissiper ou de les équilibrer.

« A l'attaque du soir, j'aspirai fortement au bout du nez « de la malade, sans succès; je posai une main sur sa tête, « et aspirai une seconde fois et une troisième, mais inutile- « ment; je portai la main sur l'épigastre; à la première « aspiration, elle eut un mouvement dans les bras, ouvrit « les yeux; ils étaient éteints et fixes; à la seconde aspiration, « ils reprirent leur éclat naturel, elle récupéra l'usage de « ses sens; et cet accès de catalepsie qui n'existait que depuis « quinze minutes, qui devait durer deux heures, fut complè- « tement dissipé en moins de deux minutes.

« Je restai auprès de la malade jusqu'à neuf heures et me « retirai très satisfait de mon expérience, puisqu'aucun autre « accident ne s'était manifesté pendant tout ce temps. »

Le nez du malade jouait probablement un rôle important, dans l'esprit de Pététin, car dans ce même ouvrage, p. 292, on lit : « Une simple insufflation dans le nez, avec la pré- « caution de toucher d'une main l'épigastre et le front de

Nous ne prétendons pas avoir, dans l'exposé ci-dessus des procédés hypnotiques, indiqué toutes les méthodes propres à produire le sommeil chez les sujets, nous n'avons voulu que montrer les principales d'entre ces méthodes; nous ajouterons simplement que chaque opérateur se fait, pour lui-même, une méthode qui lui est propre, et que cette méthode n'est qu'un extrait ou un composé de tous les procédés employés avant lui.

Belfiore(1) appelle les divers procédés que nous venons d'indiquer, des actions psychiques, sensorielles, physiques.

Beaucoup de savants — et nous disons savants, simplement pour désigner les créateurs et les partisans de l'hypnotisme, par opposition aux magnétiseurs, — beaucoup de savants donc, étudiant ces phénomènes, prétendent que tous ces procédés, ne sont, au fond, que de la suggestion ou de l'auto-

---

« l'autre, suffit pour rappeler les extatiques à elles-mêmes, « lorsqu'elles ne sont pas attaquées de catalepsie compliquée « d'opisthotonos ; dans ce dernier cas, il est indispensable « de les électriser, de tirer une étincelle du pied et quelque- « fois de leur donner la commotion. »

(1) Belfiore : *Magnetismo e ipnotismo*. Milan, 1903, p. 47.

suggestion, et que l'opérateur qui commande au sujet de dormir, qui agit sur le sens de la vue, de l'ouïe, ou sur la sensibilité cutanée, qui fait des passes, qui se sert d'un aimant ou d'un courant électrique, ne fait que frapper l'imagination du sujet, qui se croit absolument forcé de dormir et, par suite, s'endort.

Tous ces procédés, ainsi ramenés à la suggestion et à l'autosuggestion, permettent à ces savants de nier l'existence d'un fluide quelconque, émanant du magnétiseur et, partant, de son rayonnement. Malheureux fluide et malheureux rayonnement qui toujours servirent de cible aux sarcasmes des Académies! Pauvres magnétiseurs, si patients dans des études qui bouleversèrent le monde scientifique lui-même et ne furent cependant payées qu'en dérision!

Le docteur Lapponi (1), médecin des papes Léon XIII et Pie X, résume assez bien la chose dans son dernier ouvrage:

« On croyait jadis qu'il fallait pour cela, « non seulement un opérateur, doué de cer-

(1) Dr Joseph Lapponi: *L'Hypnotisme et le Spiritisme. Etude médico-critique*. Paris, 1907, p. 60.

« tains pouvoirs physiques extraordinaires, « mais encore des appareils spéciaux, des « poses déterminées, des attouchements, « pantomines, gesticulations et autres ma- « nœuvres comiques, dites *passes magné- « tiques*. Aujourd'hui l'on a reconnu que « tout le monde était en mesure de susciter, « chez les sujets prédisposés, l'état hypno- « tique; et que quant aux moyens, n'importe « quel moyen suffisait qui avait pour effet « d'introduire une modification dans la « marche de l'imagination du sujet, dans « l'état de son cerveau, ou dans l'activité des « nerfs sensoriels de la périphérie de son « corps. Et ainsi le mécanisme de la provo- « cation hypnotique a perdu une grande « partie de l'apparence mystérieuse, dont, « jusqu'à nos jours on voulait l'entourer. « L'expérience a démontré que ces phéno- « mènes de l'hypnotisme ne résultaient « d'aucun fluide, physique ou magnétique, « mais uniquement de la manière spéciale « dont un sujet réagissait aux stimulants, « psychiques ou physiques du dedans ou du « dehors. »

Et voilà, d'un trait de plume, le fluide anéanti, la question enterrée !

Chambard, pour faciliter l'étude des procédés hypnotiques, les a rangés en cinq groupes, ainsi qu'il suit :

1er Groupe. — *Actions psychiques.* — Suggestion, autosuggestion, épouvante, conviction, chez le sujet, de l'empire que l'on a sur lui et de son impuissance à résister.

2e Groupe. — *Actions sensorielles.* — Lumière violente, fixation d'un objet brillant, l'éclat de la trompette, le bruit d'un gong, le tic tac d'une montre, les vibrations du diapason, la friction du vertex, etc...

3e Groupe. — *Actions mécaniques.* — Renversement violent de la tête, compression des globes oculaires, fixation de la pointe de son nez par le sujet.

4e Groupe. — *Actions physiques.* — Aimant, électricité, bain électrothérapique.

5ᵉ Groupe. — *Moyens toxiques.* — Action de l'éther, du chloroforme, de la morphine, de l'alcool et du haschich.

Cette classification nous permettra de juger plus tard, d'un seul coup d'œil, si, quand à leur tour nous les présenterons, les effets du magnétisme peuvent être rattachés à l'un ou à l'autre de ces groupes d'actions hypnogènes.

Heidenheim, lui, nous explique le mécanisme des procédés de l'hypnotisme, lorqu'il nous dit :

« Il est hors de doute que, dans la production de l'hypnotisme, un moment psychique entre en jeu. Si pendant la fixation de l'objet brillant, l'attention du sujet est attirée ailleurs, soit, par exemple, par un bruit qui le distrait, par une vive réflexion ou par une pensée, l'hypnotisation, au moins pour la première fois, réussira difficilement. La raison n'est pas difficile à découvrir. Dans l'hypnotisation on produit une impression sur les cellules ganglionnaires sensorielles de la matière grise du cerveau. Or, il est un fait physiologique connu, c'est que, ces cellules mises en

« activité par une force déterminée, réagis« sent difficilement sous d'autres impres« sions. »

En plus, donc, des procédés hypnogènes, ainsi que nous venons de le voir dans Heidenheim, d'accord en cela avec la généralité des auteurs, il faut encore certaines précautions de la part des opérateurs ; Belfiore (1) et Lapponi (2) exposent ces précautions.

« Les conditions demandées — dit Belfiore « — pour que l'hypnose se produise plus « facilement, sont :

« 1° Le silence absolu autour du sujet « pour qu'il ne soit pas distrait et cela au moins « les premières fois ;

« 2° Il est nécessaire que le malade donne « son consentement à l'hypnotisation parce « que, s'il oppose de la résistance, cela empê« cherait la concentration de l'attention. Et « cela est si vrai que certains sujets, qui se « prêtent volontiers aux expériences, tom« bent d'eux-mêmes en hypnose, par le seul

(1) BELFIORE : *Magnetismo e ipnotismo*. Milan, 1903, p. 48.

(2) LAPPONI : *Loc. cit.*, p. 67.

« fait de la pensée qu'ils ont qu'ils doivent « être hynoptisés ;

« 3° Un calme cérébral parfait est néces- « saire, le sujet doit s'isoler complètement « de ce qui l'entoure, sans cela il ne peut être « à l'abri d'une action sensorielle quelconque « venant du monde extérieur. Cela explique « comment, chez les aliénés, il est presque « toujours impossible de provoquer l'hypnose « par la suggestion ou la fixation du regard. »

« Mais pour que ces divers moyens pro- « duisent l'effet voulu — dit Lapponi — il faut « ordinairement (non pas toujours cependant) « que le sujet éprouve une tranquillité et un « repos complets ; qu'il soit éloigné de tout « bruit et de toute cause de distraction ; et « qu'il soit plongé dans une lumière modérée, « ou plutôt encore une demi-obscurité. »

Lapponi ajoute, d'ailleurs, un peu plus loin (1) :

« Quel que soit le moyen employé pour « provoquer l'état hypnotique, il y a bien des « chances que l'effet soit faible et incomplet

---

(1) LAPPONI : *Loc. cit.* p. 69.

« à la première expérience; mais cet effet « deviendra de plus en plus plein, à mesure « que les expériences se répéteront. Après « un certain nombre de séances, il suffira du « plus léger artifice, du plus simple com- « mandement, du son même de la voix de « l'expérimentateur, ou de la vue de sa per- « sonne pour que le sujet tombe en état hyp- « notique; il suffira même que le sujet se dise « qu'il doit tomber dans cet état. » Et, continue-t-il : « C'est ce qui a fait dire — mais « bien à tort assurément — que, pour hypno- « tiser un sujet, il suffisait d'un acte intérieur « de la volonté sans que celle-ci eût à se « manifester par aucun signe extérieur. »

Voilà donc, nettement tracée, la frontière de l'hypnotisme; délimitée, non seulement par les procédés des savants, mais encore par les conditions qu'ils en ont fermement établi, comme formant l'ensemble nécessaire et même indispensable de tout l'appareil hypnotique; et nous voyons que, sous peine de ne produire aucun effet sur le sujet en expérience, il faut, en réduisant les choses à leur plus simple expression : 1° qu'une action hypnogène soit mise en jeu ; 2° que le sujet soit consentant et dans un calme cérébral parfait ; 3° qu'un silence absolu, tout au moins les premières fois, entoure les expérimentateurs.

Les résultats obtenus par les magnétiseurs. anciens et modernes, ont-ils été obtenus par l'application de ces principes si absolus ? ou bien ont-ils été obtenus en contradiction de ces principes ?

L'examen facile d'auteurs tels que Du Potet, Lafontaine, Guidi, nous forcera de conclure à la contradiction, car nombreux sont les faits établissant que des personnes ont été influencées par ceux qui les endormaient ordinairement, alors que sujets et opérateurs étaient éloignés les uns des autres, alors que les sujets ne pouvaient, d'aucune façon, connaître l'intention dans laquelle se trouvaient les opérateurs d'exercer une influence sur eux.

Il est cependant impossible de faire entrer ces faits, que nous citerons plus loin, dans la classification de ceux où l'hypnose a été déterminée soit par une action mécanique même très faible, soit par la suggestion, soit par l'autosuggestion.

Contentons-nous donc, pour le moment, de prendre ce que nous donnent nos adversaires et disons avec eux que l'hypnotisme est le résultat d'actions mécaniques, psychiques, physiques, sensorielles ou toxiques employées ensemble ou séparément, et que sans l'emploi de ces actions diverses aucun effet ne peut être produit.

Ajoutons, à titre d'indication seulement, les effets de l'hypnotisme.

L'École de Paris distingue trois états par lesquels passent, suivant elle, les sujets à l'étude :

1° *Léthargie.* — Le sujet dort profondément, les membres sont souples, les sens sont abolis.

2° *Catalepsie.* — Le sujet est dans un complet état de raideur des muscles.

3° *Somnambulisme.* — Le sujet dort, n'est le plus souvent en rapport qu'avec l'opérateur et peut accomplir tous les actes, même parfois les plus difficiles à exécuter.

Au réveil, le sujet ne conserve pas le souvenir de ce qu'il a fait pendant son sommeil.

On a beaucoup discuté sur ces états ; ils ont été niés formellement par l'École de Nancy, et, finalement, quelques savants ont donné d'autres classifications plus compliquées, dont nous citons deux exemples :

1re CLASSIFICATION (1).

1° *Catalepsie ;*
2° *Catalepsie léthargique ;*
3° *Catalepsie somnambulique ;*
4° *Catalepsie cataleptique ;*
5° *Léthargie ;*
6° *Léthargie somnambulique.*
7° *Somnambulisme.*
8° *Somnambulisme cataleptique.*
9° *Somnambulisme léthargique.*

2me CLASSIFICATION : (2)

1° *Somnolence* — avec signes caractéristiques,

(1) Si nos souvenirs sont exacts, cette classification aurait été donnée par M. P. Janet.

(2) Cette classification doit avoir été indiquée par M. Liébault.

la torpeur, la fatigue générale. (La conscience subsiste).

2° *Sommeil léger* — Les paupières sont closes, commencement de catalepsie. (Le sujet a conscience de ce qui se passe et en a le souvenir au réveil).

3° *Sommeil profond* — Exécution involontaire des ordres donnés par l'opérateur. (La sensibilité est incomplète, la conscience persiste).

4° *Sommeil très profond* — Rapport complet du sujet avec l'opérateur et avec lui seul. (La conscience existe encore).

5° *Sommeil somnambulique léger* — Amnésie complète au réveil.

6° *Sommeil somnambulique profond* — La conscience n'existe plus ; état propice aux suggestions à échéance, après le réveil.

Nous pourrions citer encore d'autres classifications d'états hypnotiques, mais ces citations nous entraîneraient trop loin et seraient sans intérêt pour ce que nous voulons prouver.

Parlons maintenant des procédés du Magnétisme, pour démontrer que certains faits ne sont pas produits par les actions hypnogènes énumérées ci-dessus, et faire ressortir qu'ils sont produits dans des conditions telles qu'il est impossible de les attribuer à ces actions.

2° DU MAGNÉTISME

Les hypnotiseurs, ainsi que nous l'avons dit plus haut, se sont approprié les procédés des anciens magnétiseurs ; nous ne pourrons donc, dans les procédés du magnétisme, faire état des passes, des impositions de mains, car, dit l'hypnotiseur : « Tout cela est à moi ! tout cela est suggestion ! » Il n'est pas jusqu'aux insufflations d'air chaud ou froid qui ne nous soient enlevées ; et c'est dans le but de simplifier la question, et d'éviter des discussions sans fin, que nous avons donné, en commençant, notre définition personnelle du magnétisme.

Cette définition du magnétisme restreint beaucoup, en effet, notre discussion, puisque nous n'avons à parler que du rayonnement fluidique de l'homme sur son semblable, sur les animaux, sur les végétaux, sur la matière brute, etc., rayonnement qui s'opère ainsi que nous l'avons dit, soit volontairement, soit même, si extraordinaire que cela paraisse, involontairement.

C'est, toutefois, par la volonté que ce rayonnement atteint son maximum de puissance, qu'il peut devenir très actif et produire des effets inattendus, non seulement dans l'entourage direct du magnétiseur mais encore loin de lui, et à l'insu même de ceux qui ressentent ces effets sans en deviner la cause.

Le seul procédé du magnétiseur sera donc, la mise en action par lui, de sa volonté, volonté qu'il devra fortifier de façon à produire sur ses semblables tout le bien qu'ils sont en droit d'attendre de son action.

Pour démontrer la réalité de l'existence de ce rayonnement humain volontaire ou involontaire, et la puissance que la volonté bien dirigée peut donner à ce rayonnement, nous allons entrer dans l'analyse de faits indiscutés que nous trouvons dans les ouvrages de nos aînés en magnétisme, analyse peut-être un peu longue mais indispensable et décisive, car rien n'est brutal comme un fait et rien mieux que des faits bien constatés ne peut imposer la conviction.

Nous commencerons par montrer l'action du rayonnement de l'homme sur l'homme, et nous arriverons, en passant par l'action de l'homme sur les animaux, les végétaux et les corps bruts, à démontrer que le magnétisme animal dans son application pratique, la cure des maladies, prouve le rayonnement du magnétiseur en dehors de son entourage et même, parfois, à des distances énormes, ainsi que nous l'avons annoncé.

Enfin en terminant, nous verrons que l'on a eu tort de dire que le magnétisme est l'ensemble des lois qui régissent le fluide élaboré par le système nerveux, puisque la volonté du magnétiseur peut contraindre le fluide à violer ces lois.

IV

PREUVES

DU

RAYONNEMENT DE L'HOMME

1° SUR L'HOMME

Tout à l'heure, nous avons entendu le Dr Lapponi affirmer que l'on avait grand tort de croire que, pour hypnotiser, il suffit d'un seul acte interne de la volonté.

Nous trouvons cependant fréquemment, dans les ouvrages des anciens magnétiseurs, des cas où l'on voit que le sommeil a été provoqué chez des sujets, sans que ces sujets aient connu l'intention de leurs magnétiseurs, ou après que ces sujets aient, avant leur sommeil, déclaré leur incrédulité et même leur hostilité.

Lafontaine (1), par exemple, nous raconte que mis au défi par un ancien commandant, il l'endormit en dix minutes ; qu'un garçon de café, tombé en catalepsie générale et resté dans cet état, malgré les soins de plusieurs médecins, fut ramené par lui à la santé en quelques minutes ; plus loin, qu'il endormit d'une chambre à l'autre, son sujet Nanette, qui mangeait une glace ; qu'un jour il endormit une folle qui ne faisait que se moquer de lui.

Voilà certes des cas dans lesquels l'action mécanique n'explique pas ce sommeil, puisque le sommeil où l'action de Lafontaine se sont produits dans des conditions opposées à celles indiquées comme nécessaires pour l'obtention d'un bon résultat : le commandant résistait, le garçon de café était en catalepsie, la folle se moquait de l'opérateur et,

---

(1) LAFONTAINE : *Mémoires d'un magnétiseur*. Paris, 1867.

sur chacun, Lafontaine avait agi pour la première fois. Quant à Nanette, son sujet, elle était occupée et n'aurait pas dû, selon le Dr Lapponi, ressentir aucune action.

Le Dr Liébault n'a-t-il pas, d'ailleurs, démontré que le magnétisme agissait sur les enfants en bas-âge, même à la mamelle, puisque, par le magnétisme, il a guéri les maladies dont ces enfants étaient atteints ?

Et est-il possible de faire rentrer les passes exécutées par Liébault, en de telles conditions, dans les conditions classifiées par Chambard ? Peut-on davantage dire que ces petits enfants ont été guéris par suggestion ? par autosuggestion ?

Ces faits, constatés par un savant comme Liébault, devraient suffire et nous pourrions nous arrêter là ; nous tenons cependant à en rapporter d'autres puisés à différentes sources.

Lafontaine, cité plus haut, raconte qu'une jeune fille qui s'était moquée de l'eau magnétisée, ordonnée par lui à sa mère, but cette eau, et que cette absorption produisit sur elle les effets d'un violent purgatif. Aucune action cependant, ni psychique, ni physique, ni de quelque autre nature que ce fût, n'avait été exercée par Lafontaine sur la jeune fille. Il n'y avait pas eu suggestion et encore moins autosuggestion, puisque la jeune fille riait de la prescription ; enfin, l'absorption du liquide avait eu lieu hors de la présence de Lafontaine.

Lorsque le même Lafontaine fait entendre et parler des sourds-muets, ces sourds-muets, bien loin de savoir, ne soupçonnaient même pas, sans doute, le but que pouvait se proposer l'opérateur.

Quand nous voyons Liébault entreprendre le relèvement d'un jeune idiot incapable de recevoir l'instruction la plus élémentaire, et réussir à développer en lui l'attention, à un degré suffisant pour que deux mois de traitement procurent à ce malheureux la connaissance des lettres de l'alphabet et les règles élémentaires de l'arithmétique, est-il possible de dire que Liébault a obtenu ce résultat par l'emploi de moyens hypnogènes ? Nous ne le pensons pas, car la suggestion n'a pas dû agir plus dans ce cas, qu'elle n'avait dû agir dans le cas des enfants en bas-âge, idiot et enfants étant également hors d'état de comprendre la signification des gestes aussi bien que des paroles de l'opérateur.

Les exemples de l'action de l'homme sur l'homme sont nombreux et il nous serait pénible de résister au plaisir d'en citer encore quelques-uns.

Nous emprunterons le premier fait à Lafontaine (1), à qui nous allons laisser la parole :

La scène se passe chez Mme la comtesse d'A...

« Ce fut alors que Mlle Chérie Couraud
« me proposa de la magnétiser, me défiant
« d'y parvenir, en me disant que Ricard et
« plusieurs autres magnétiseurs n'avaient
« pu réussir à l'endormir.

« J'acceptai ce défi ; on plaça deux fau-
« teuils pour elle et pour moi au milieu du
« salon ; je réclamai le silence et je com-
« mençai en lui prenant les pouces. Dix

(1) Lafontaine : *Mémoires d'un Magnétiseur*. Paris, 1867.

« minutes ne s'étaient pas écoulées, que
« Mlle Couraud était endormie et, de plus,
« cataleptisée de tout le corps dans son fau-
« teuil et ne pouvant faire un mouvement.

« Pour obtenir ce résultat, j'avais fait des
« efforts si puissants, si continus, l'émission
« du fluide vital avait été chez moi si grande
« et si violente, j'étais si monté, si exalté,
« que j'avais dépassé le but.

« En effet, plusieurs personnes se trou-
« vaient magnétisées à mon insu. Ainsi
« Mme d'A... s'était endormie, ce qui ne me
« surprit pas, car ayant l'habitude d'être
« chaque jour magnétisée, il n'était pas éton-
« nant qu'elle eût attiré à elle une partie du
« fluide, que j'avais cherché à communiquer
« à Mlle Couraud ; mais ce qui était vraiment
« surprenant, c'était l'effet produit sur le
« colonel Davezier, colosse de près de six
« pieds qui, appuyé sur le chambranle d'une
« porte, ne pouvait s'en détacher ni faire un
« mouvement de ses jambes, ni de ses bras,
« ni même parler ; il semblait transformé
« en statue. Le même effet avait été produit
« sur M. Auguste Pecquet, chef de bureau
« au ministère de la marine ; il avait le dos

« collé à une console dont il ne pouvait se « séparer, et, comme le colonel, il était pa- « ralysé de tout le corps. De plus, mes deux « somnambules qui se trouvaient dans la « salle à manger, dont la porte était cepen- « dant fermée, avaient, eux aussi, subi l'in- « fluence magnétique ; le fluide les avait « atteints et plongés dans le sommeil.

« Que s'était-il passé pendant ces dix mi- « nutes? Etait-ce l'imagination exaltée de « ces diverses personnes, qui les avait jetées « dans un état si singulier, si anormal ?

« Ce serait difficile à croire, car le colonel « et M. Pecquet étaient incrédules et m'a- « vaient fait leur profession de foi à l'égard « du magnétisme; puis mes deux somnam- « bules, qui étaient dans une salle voisine à « prendre le thé et à manger des gâteaux, « avaient selon toute probabilité, l'imagina- « tion fixée sur leur occupation gastrono- « mique. »

Les exemples suivants nous sont fournis par Filassier et Berna.

Leur intérêt intrinsèque est doublé par cette circonstance qu'ils ont été présentés à la Faculté de Médecine de Paris, par des candidats au grade de Docteur. Ces exemples sont un peu longs, mais il nous semble bon de les donner in extenso, parce que Filassier (1) fut poussé à l'étude des phénomènes magnétiques, pour ainsi dire malgré lui, et que cette étude fit naître dans son esprit, la conviction de la réalité absolue de ces mêmes phénomènes.

« Ces réflexions — écrit-il — me condui-
« sirent à désirer d'éclaircir mes doutes par
« une expérimentation propre. L'occasion s'en
« offrit bientôt d'elle-même. En effet, quel-
« ques jours plus tard, dans le dîner frugal
« que nous faisons habituellement entre
« plusieurs étudiants et médecins, l'article
« de M. Rostan, mis sur le tapis, fit naître
« une discussion très vive parmi nous. Un
« de ses adversaires les plus spirituels était
« un de mes amis, jeune homme de cœur
« et d'intelligence remarquables, connu par

(1) A. Filassier, de la Martinique : *Quelques faits et considérations pour servir à l'histoire du Magnétisme animal. — Thèse présentée et soutenue à la Faculté de Médecine de Paris, le 30 août 1832, pour obtenir le grade de docteur en médecine.*

« de brillants succès au collège et dans ses « concours de médecine, qui, depuis, interne « distingué des hôpitaux, a fait paraître sur « plusieurs points de la science des mé- « moires intéressants. Comme incrédule, « il s'offrit pour sujet d'expérimentation « sur l'heure même, et à qui voudrait. J'ac- « ceptai ; nous nous rendîmes chez l'un de « nous. D'après ce que j'ai déjà dit, on sait « que j'étais loin d'être un croyant ; nous « étions donc tous deux placés dans les plus « mauvaises conditions possibles, moi pour « produire des phénomènes magnétiques, « lui pour en être le sujet : il était incrédule « et moi sceptique ! A défaut de foi, j'eus du « moins de la volonté, et je mis à suivre en « tous points les manœuvres indiquées par « M. Rostan toute mon attention et toute « ma force.

« Je magnétisai mon ami pendant vingt « minutes environ ; d'abord il éprouva des « pandiculations, des bâillements ; ses pau- « pières se fermèrent ; les muscles de son « corps se relâchèrent, sa respiration devint « ronflante, sa tête se pencha à gauche, sa « figure se gonfla ; puis, quelque temps

« après éclatèrent un rire sardonique, des
« sanglots d'une nature telle, qu'un des
« spectateurs et moi nous crûmes un ins-
« tant que le magnétisé voulait se moquer
« de nous ; mais nous fûmes cruellement
« détrompés ; car sa peau se couvrit d'une
« sueur froide et visqueuse, son pouls de-
« vint on ne peut plus fréquent, petit et
« irrégulier, sa figure s'allongea, s'altéra
« profondément et devint bleue ; sa tête et
« son corps se renversèrent en arrière par
« des mouvements tétaniques ; la respiration,
« râleuse comme celle des mourants, s'ac-
« compagna de hoquets convulsifs, de gé-
« missements. Qu'on juge de ma perplexité
« dans ce moment affreux ! Non, je ne puis
« dire ce que j'ai souffert ! Je magnétisais
« pour la première fois, et ne savais quel
« remède apporter au mal involontaire que
« j'avais produit. Je suspendis mon action :
« les phénomènes s'accrurent au point de
« me faire trembler. Entre mille pensées
« qui se croisèrent alors dans ma tête, celle
« de continuer avec plus de vigueur encore
« l'action que j'avais commencée à exercer
« se présenta plus forte que toute autre. Je

« redoublai donc d'énergie et de volonté ; « les phénomènes s'abîmèrent dans un col- « lapsus profond. Je portai ma victime sur « un lit et j'attendis avec anxiété, les mains « placées dans les siennes, le résultat. L'ac- « cablement dura un quart d'heure ; mon « ami revint peu à peu à lui-même, et ses « premiers mots furent : « Tu m'as fait « horriblement mal : je n'ai jamais tant « souffert de ma vie ; n'importe, il y a eu là « des effets bien extraordinaires de produits, « il faut que tu recommences. » Je fus stupé- « fait et je refusai ; il insista avec tant de « force que je dus céder. Mais obéissant « alors à la fatigue, suite des efforts violents « que j'avais faits, et plus encore à la raison « qui me disait d'employer un procédé dif- « férent du premier, je tendis ma volonté « avec moins de dureté ; je conduisis mes « mains avec plus de lenteur, de calme et « de douceur ; il s'était en outre développé « en moi une bienveillance craintive, et une « tendre sollicitude pour un ami que j'avais « fait souffrir et à qui je voulais épargner « de nouvelles souffrances. Ses paupières se « fermèrent de nouveau, un abandon com-

« plet s'empara de tous les muscles de son
« corps, sa figure se tuméfia et prit une ex-
« pression de béatitude difficile à décrire ;
« sa peau se couvrit d'une sueur douce et
« tiède ; sa respiration devint lente, élevée
« et calme ; ces mots : « Quel bonheur, on
« n'est pas plus heureux dans le paradis »,
« lui échappaient. Ces mots me firent rire,
« mon rire fit passer dans tout son être une
« impression générale de souffrance. « Tu
« me fais mal, » me dit-il. M'arrêtais-je ?
« Ces phénomènes se suspendaient avec
« douleur pour lui ; ils se reproduisaient
« avec le retour de mon action, qui à la fin
« amena un doux sommeil. Un réveil
« spontané s'ensuivit au bout de vingt mi-
« nutes ; il s'accompagna d'une lassitude
« générale et de malaises qui se dissipèrent
« par un peu de repos d'abord et ensuite par
« quelques tours de promenade. Je ne pou-
« vais reprocher à ces phénomènes d'être
« les produits de l'imagination. Ils s'étaient,
« en effet, manifestés chez un jeune homme
« d'un esprit sévère, un médecin et surtout un
« incrédule ! Ils avaient été déterminés et ob-
« servés par un médecin, et un sceptique. Je

« ne pouvais non plus leur reprocher d'avoir « été simulés : l'expérience avait eu lieu sur « un ami intime, dont j'étais sûr, comme « de moi-même ; ils étaient en outre de « nature telle que, même en lui supposant « l'étude la plus approfondie, et l'habileté « la plus consommée dans l'art de feindre, « il lui eût été impossible d'en manifester « de pareils. On ne simule pas en effet une « sueur froide et visqueuse, un pouls on ne « peut plus petit, irrégulier et fréquent, une « face hippocratique. Je fus donc forcé de « de croire à la réalité de ces faits. Leur « existence me révéla la vérité de la puis- « sance d'un homme sur un autre ; leur « différence me prouva que les effets de « cette puissance varient suivant son mode « d'action et sa manière d'être au moment « de cette action. Ainsi, en le voulant j'avais « pu produire des phénomènes nouveaux et « particuliers sur un homme à qui je me « reconnais et suis effectivement inférieur « sous d'autres rapports. Sceptique au cœur « sec, à l'esprit défiant, par une volonté « dure et inflexible, j'avais d'abord fait naître « chez lui les supplices de l'enfer ; j'avais

« ensuite produit les joies du paradis, quand
« à ma volonté ferme, mais s'exerçant avec
« calme et douceur, le cœur d'un ami, d'un
« homme, avait ajouté son amour, sa bien-
« veillance ! En y réfléchissant maintenant,
« je vois qu'en une heure j'avais parcouru
« les deux phases par lesquelles le magné-
« tisme animal a passé depuis quarante ans.
« D'abord, sceptique ignorant et brutal,
« armé d'une volonté dure et tendue comme
« la verge de fer dont se servait Mesmer,
« j'avais provoqué une de ces crises affreu-
« ses si fréquentes auprès de ses baquets,
« puis, déjà plus savant et doué d'une vo-
« lonté bienfaisante, douce et calme, j'avais
« développé ce sommeil heureux qui console
« et guérit, le seul que les magnétiseurs ac-
« tuels, plus instruits que Mesmer, cherchent
« à déterminer. — Si la foi, c'est la bien-
« veillance, la volonté et la puissance,
« accrues de leur sentiment consciencieux,
« j'eus dès ce moment la foi, mais cette foi
« n'alla pas, pour ces faits, au-delà de ce
« que j'avais produit. — Je continuai tous
« les jours suivants de magnétiser mon ami,
« à la même heure, et par le second pro-

« cédé que j'avais mis en usage. Il engen-
« dra toujours les mêmes phénomènes, c'est-
« à-dire ce sommeil délicieux et divin, som-
« meil magnétique, qui ne s'éleva jamais
« au somnambulisme. Un jour, en passant
« le long de la cuisse gauche du magnétisé,
« ma main droite tira un éclair brillant et
« semblable à ceux que l'on observe à la
« suite des journées très chaudes. Nous
« dûmes cesser bientôt ces expériences,
« parce que son caractère était devenu plus
« irritable et que moi-même je ressentais de
« ces séances magnétiques une grande fati-
« gue. »

Plus loin, Filassier raconte le fait que nous faisons suivre. On en saisira de suite l'analogie avec celui rapporté tout à l'heure d'après Lafontaine :

« Un soir, deux de mes amis de collège
« chez qui j'avais dîné me forcèrent, après
« une longue résistance de ma part, de ma-
« gnétiser leur femme de ménage. Je la
« voyais pour la première fois. C'était une
« fille brune, grasse, bien épaisse et bien
« lourde, un peu hystérique, ne connaissant
« pas même de nom le magnétisme. Je l'en-

« dormis en peu de temps, et dès cette pre-
« mière séance je développai chez elle le
« somnambulisme. Dans cet état, ses pau-
« pières se fermèrent complètement ; elle
« resta en rapport surtout avec moi et un
« peu avec sa maîtresse, la mère de mes
« deux amis, femme excellente et qui lui
« portait de l'intérêt. Elle devint isolée de
« tous ceux qui l'environnaient ; ils la pin-
« cèrent en vingt endroits, elle ne sentit
« rien ; ils lui parlèrent haut à l'oreille et
« firent du bruit autour d'elle, elle n'enten-
« dit rien ; ils lui placèrent sous le nez les
« odeurs les plus fortes, elle ne sentit rien.
« Je lui parlai, elle me répondit avec cette
« voix particulière aux somnambules et qui
« ne produit jamais plus d'effet sur le ma-
« gnétiseur et sur les spectateurs que lors-
« qu'elle sort d'un être aussi matériel que
« cette fille. Elle me demanda de ne la lais-
« ser dormir que pour peu de temps ; je
« la réveillai au bout d'une demi-heure. A
« peine réveillée, toutes les actions qu'on
« avait exercées impunément sur elle pen-
« dant son somnambulisme lui furent alors
« sensibles à la fois, et pour ainsi dire tou-

« tes fraîches : elle se frotta le nez, éternua, « se boucha les oreilles, porta ses mains aux « places qu'on avait pincées, et assaillie par « tant de points douloureux éprouva une « attaque de nerfs des plus violentes. Je « calmai facilement toute cette tempête : là « où se posait ma main la douleur se taisait « par enchantement.

« A la suite d'un autre dîner chez les « mêmes personnes, on me pria encore de « magnétiser cette femme, mais le souvenir « de ce qu'elle avait souffert la première « fois à son réveil la porta à refuser obsti- « nément cette fois de se laisser endormir « par moi, prières ni menaces ne purent « obtenir d'elle un consentement. Je lui « proposai d'être spectatrice, au moins, de « l'action que j'allais exercer sur une des « personnes présentes : ne sachant pas à « quoi elle s'exposait, elle accepta. Je feignis « en effet, de magnétiser un de mes amis ; « mais les manœuvres que j'exerçais sur lui « furent toutes faites avec la ferme volonté « d'agir sur elle ; bien que placée à quelque « distance de moi, elle ne tarda pas à s'en- « dormir et à tomber en somnambulisme. »

Berna (1), rapporte un fait personnel, des plus intéressants :

« M. Hamard, magnétisait un de nos amis, « sans apparence de succès : placé à quelque « distance, je tenais avec une autre personne « une conversation étrangère au magnétisme.

« Près d'un quart d'heure s'était écoulé, « lorsque tout à coup je me sentis du trouble « dans les idées, de l'excitation dans les « mouvements, une sorte de trémoussement « dans tous les sens; je reconnus le magné- « tisme. M. Hamard, ayant aussi compris « que j'avais détourné et concentré son « action, dirigea sur moi ses passes; plusieurs « fois je voulus me lever pour échapper à « leur influence de plus en plus marquée, « je n'y pus réussir. Je cherchai du moins « à comprimer mes mouvements, dont le « désordre et la bizarrerie provoquaient, à « ma grande contrariété, les rires de mon « interlocuteur; je n'y réussis pas davantage. « J'étais entraîné par une puissance irrésis-

(1) BERNA Didier-Jules, de Sedan : *Expériences et considérations à l'appui du Magnétisme animal. Thèse présentée à la Faculté de Médecine de Paris, le 24 Février 1835.*

« tible, je sentais ma volonté de plus en plus « fléchir; mon agitation, mon anxiété crois- « saient à chaque instant et finirent par être « portées au comble, M. Hamard craignant « des convulsions, se hâta de me démagné- « tiser; mais j'eus quelque peine à reprendre « mes sens. »

Le Dr Moutin (1) nous cite également un exemple, qu'il déclare avoir puisé dans la *Revue Philosophique* (n° 21, 1886, p. 674). Nous ne rapporterons pas ce fait ici, car tout le monde a, sous la main, le savant ouvrage du Dr Moutin, où nous engageons chacun à se reporter.

L'action du rayonnement de l'homme sur l'homme, que nous avons affirmée dans notre définition du magnétisme, est-elle assez nette maintenant ? Oui pour tout le monde, sauf, cependant, pour nos adversaires. Ils prétendent, eux, que l'effet produit ne l'a été que par suite de la modification apportée dans le *moi* du sujet par la vue de l'opérateur,

(1) Dr L. Moutin : *Le Magnétisme humain, l'hypnotisme et le spiritualisme moderne, considérés au point de vue théorique et pratique*. Paris, 1907, p. 104.

de la suggestion mentale ou de l'imagination.

Le Dr Moutin (1) réfute l'objection de la suggestion mentale quand il dit : « Il nous « semble que cette objection repose sur une « étrange confusion d'idées. Que peut être « en effet la suggestion mentale sinon un « cas particulier du magnétisme animal ? Il « ne faut pas nous laisser tromper ici par le « mot de suggestion, ce qu'il y a de remar- « quable dans ce phénomène, ce n'est pas « que l'individu réalise la suggestion, c'est « qu'il la reçoive à distance, en dehors de « tous les signes habituels du langage ou de « la physionomie, par la seule vertu de la « volonté ou de la pensée. Or ceci ne peut « se comprendre qu'en supposant que le « cerveau de l'opérateur agit par une sorte « de rayonnement ou d'induction sur le « cerveau du sujet. Donc à nos yeux, tout « ce qui prouve la suggestion mentale, la « transmission de pensée, etc. — prouve « *à fortiori* le magnétisme animal. »

Contre l'objection basée sur l'imagination du sujet comme productrice des effets magné-

(1) Dr L. Moutin : *loc. cit.*, p. 106.

tiques, nous avons la déclaration donnée par Filassier (1), dans sa thèse.

« Les sujets, je ne dis pas les seuls propres, « mais les plus propres au sommeil magné- « tique et au somnambulisme, sont de bons « gros paysans bien épais et bien lourds, « des bergères non pas de salon, mais cam- « pagnardes, brunes ou blondes, bien char- « nues, êtres chez qui l'intelligence a fait « encore peu de frais, tout bonnement réduits « à leur instinct et qui ignorent du magné- « tisme jusqu'au nom : des militaires bien « nourris et bien frais, impassibles devant « la mitraille, et dont l'imagination ne « s'étend pas au delà de la gamelle, de « l'exercice et des filles. Ce n'est certes pas « l'imagination, qui n'existe pas chez ces « êtres, qui produit chez eux les phénomènes « magnétiques. Eh mais! s'écrieront peut- « être les mêmes personnes qui s'étaient « d'abord imaginé le contraire, ces êtres « résistent moins à l'action exercée sur eux, « parce qu'ils ont moins d'esprit et d'intelli- « gence, et qu'ils se stupéfient plus aisé-

(1) A. Filassier : *loc. cit.*, p. 27.

« ment. Je le veux bien, mais d'où vient « qu'une fois somnambules, leur lucidité soit « la plus belle et la plus étonnante que l'on « puisse rencontrer ? Le contraste entre leur « génie nouveau et la faiblesse, disons vrai, « la stupidité de leur intelligence dans l'état « de veille, n'éclate alors que d'une manière « plus remarquable encore.

« La fille, dont je viens de rapporter « l'observation, appartient à cette classe « d'êtres. L'imagination a dû avoir bien peu « de part à la production de son second « somnambulisme, car elle s'imaginait que « je magnétisais un autre qu'elle et même « riait beaucoup d'abord des gestes qu'elle « me voyait faire. »

Malgré tous ces raisonnements, nos adversaires persistent dans leurs dénégations et leur hostilité; citons, alors, des faits démontrant l'action du rayonnement de l'homme sur les animaux, et là du moins l'on ne pourra, croyons-nous, prétendre que la vue de l'opérateur, la suggestion, l'imagination ont une influence sur le sujet.

2° SUR LES ANIMAUX

Nous ne parlerons pas, bien entendu, des faits rapportés soit par le père Kircher, qui, dès 1646, disait que l'on pouvait endormir des poules en les tenant le bec appuyé sur une table et en traçant vivement, à partir de l'extrémité de ce bec, une ligne d'une couleur différente de celle de la table; soit par les anciens mages d'Orient ou les Egyptiens qui endormaient les serpents et les rendaient cataleptiques en leur pressant simplement les organes de l'ouïe.

Nous ne parlerons pas non plus des résultats obtenus sur des chevaux par Balasso, Wilson et Beard, au moyen de la musique, des passes ou d'une vive lumière; soit de l'expérience classique essayée par tous les étudiants magnétiseurs, et qui consiste à mettre une grenouille en catalepsie, simplement au moyen de frictions avec le doigt sur la région correspondant à la nuque ou sur l'abdomen.

Nous ne parlerons pas de tout cela parce que l'on nous objecterait que les traits sur la table, la pression des organes de l'ouïe, la musique, les passes ou la projection de la lumière sont des moyens mécaniques, et l'on nous opposerait soit l'opinion des savants qui disent à propos de l'état cataleptique de la grenouille, qu'il est probable que, sous les excitations périphériques, les parties du cerveau qui président à l'arrêt des actions réflexes et volontaires, entrent en jeu et paralysent les parties sous-jacentes de la moelle épinière ; soit l'avis de Freyer qui, dans sa communication du 28 mai 1880, à la Société Royale d'Iéna, disait : « J'ai hypnotisé beau-« coup d'animaux et je suis arrivé à la con-« clusion que, par le moyen d'excitations « périphériques, on peut produire en eux « deux états différents. Le premier état est « l'état de catalepsie, c'est-à-dire une sorte « de terreur et de peur, une paralysie par la « peur. Le second état est l'hypnose ».

Nous noterons au passage, cependant, le cas de certains Indiens, qui, bouchant les yeux de jeunes bisons et leur soufflant dans les narines, obtiennent de ces animaux une docilité telle qu'ils s'en font suivre, et le cas de ces écuyers qui, ayant à dresser des chevaux rétifs, en obtiennent l'obéissance, en les regardant fixement d'abord, puis se servant du procédé des Indiens, cité plus haut, tout en le modifiant, leur soufflent dans les oreilles; le cas de Lafontaine qui endormit, un jour, un lion au cours d'une visite faite par lui dans une ménagerie, et les résultats obtenus par Martin, Carter et Van Amburgh, qui excitaient l'admiration de tous, en se montrant entourés de bêtes féroces qui les caressaient, jouaient avec eux, leur obéissaient au moindre geste et se laissaient battre et rouler à terre.

Morin (1) raconte que Martin apprivoisa, un jour, un chien de très grande taille, que personne ne pouvait approcher, sauf le domestique chargé de lui apporter sa nourriture, domestique qui lui-même n'aurait osé le faire en toute autre circonstance. Cet animal devint de suite furieux à la vue de Martin, mais celui-ci s'approcha, l'appela plusieurs fois d'une voix forte et le chien vint aux pieds de Martin qui le détacha et l'emmena docile.

Ce fait n'est pas isolé et nous citerons

---

(1) MORIN : *Du magnétisme et des sciences occultes*. Paris, 1860.

encore celui rapporté par *Le Magnétiseur* (1), sous la signature de Rossi.

« Je me trouvais, il y a quelque temps, « dans les ruines d'Ephèse — dit celui-ci, — « avec un de mes amis M. le Colonel Réchat-« Bey. Nous avions pour conducteur un turc, « nommé Osman, qui marchait à pied à côté « de nous, selon l'usage oriental. Nos mon-« tures avançaient lentement à travers les « ruines de cette ville jadis célèbre, lorsque, « au détour d'un sentier, nous vîmes appa-« raître, au dessus des broussailles qui bor-« dent le chemin, la tête verdâtre et visqueuse « d'un énorme serpent. Nos chevaux effrayés « s'arrêtèrent d'eux-mêmes. Effrayés nous-« mêmes de cette apparition inattendue, nous « nous consultions du regard, ne sachant « quel parti prendre, lorsque Osman nous « fit signe de la main de rester immobiles, « puis, sans manifester aucune crainte, il se « mit à fixer ses yeux noirs et brillants sur « ceux du reptile. L'animal, qui se préparait « à passer au dessus des broussailles, sentit

(1) Le Magnétiseur, *Journal du Magnétisme animal*, 5e année no 6, 15 septembre 1863, p. 94.

« apparemment la puissance de ce regard qui « s'était attaché sur le sien, et au lieu d'avan- « cer vers nous, il se laissa tomber presque « inerte et sans mouvement sur le sol. Notre « conducteur fit alors quelques pas vers lui, « et, tout en marmottant des paroles dans « une langue qui nous était inconnue, il se « mit à lui cracher à plusieurs reprises sur la « tête, accompagnant cette étrange magnéti- « sation de force contorsions et de grimaces « horribles.

« L'immobilité du serpent ne dura que « quelques secondes ; il releva lentement la « tête, et le premier mouvement qu'il fit fut « du côté de notre guide. « Osman, éloignez- « vous », criâmes-nous saisis de crainte et « incertains, en ce moment de danger, de la « puissance magnétique de notre conducteur.

« Ne craignez rien Effendi », nous dit-il en « souriant et en continuant ses étranges « manœuvres, « le yelane (serpent) va dormir ». « En effet le reptile se traîna sur le sol pen- « dant quelques secondes seulement, puis « s'affaissant sur lui-même, il resta cette fois- « ci, pendant trois minutes, tout à fait sans « mouvement. Alors Osman s'approcha de

« lui et le toucha avec son bâton. Voyant « qu'il ne donnait plus aucun signe de vie, « il le prit, l'enroula autour de son bras, « autour de son cou et autour de sa tête en « guise de turban, puis le remettant à terre « il traça autour de l'animal engourdi un « grand cercle avec son bâton, sauta en dehors « de ce cercle magique, et, allongeant la « main, il frappa tout doucement le reptile. « Celui-ci, démagnétisé sans doute, se réveilla « tout à fait et commença immédiatement à « ramper avec force, mais arrivé à la circon- « férence du cercle, il s'arrêta comme fou- « droyé, étourdi, et ne pouvant franchir cette « ligne mystérieuse, il se replia sur lui-même, « fit un demi tour et rampa, mais avec peine, « vers le centre. J'avoue que ce spectacle me « frappa de stupeur ; une telle puissance « magnétique jetée sur une ligne n'était point « chose facile, pour nous autres magnétistes « de salon. Et encore nous, nous avons « affaire à des hommes, et le plus souvent à « des femmes très sensibles, tandis que notre « guide magnétisait en plein air et magnéti- « sait un serpent.

« Osman étendit encore la main vers le

« reptile, mais cette fois il ne le toucha pas. « Il tira seulement, et avec force, une ligne « droite à partir du centre du cercle, jusqu'au « dehors de la circonférence, à un mètre de « distance à peu près. Le serpent restait « toujours immobile, mais peu après nous « vîmes son corps onduler. Attiré sans doute « par cette nouvelle ligne, il rampa tout « doucement sur elle, mais chaque mouve- « ment qu'il faisait le réveillait de son engour- « dissement. Arrivé enfin à la circonférence « du cercle qui le retenait captif, il parvint « à le franchir, et désormais libre de toute « fascination, il s'enfuit et disparut dans les « broussailles ».

On trouve également, dans le même journal *Le Magnétiseur* (1859-N° 5, 15 août, p. 15), un article rapporté d'après le récit fait par des journaux de Paris, dans lequel on relate les expériences de M. Tréfeu et de ses oiseaux. Cet article est trop long pour être donné ici, nous ne pouvons que renvoyer à sa lecture, les personnes désireuses d'en prendre connaissance ; nous indiquerons seulement le procédé employé par M. Tréfeu pour arriver à ce qu'il appelait : la transmission de sa pensée à ses petits pensionnaires.

Voici ce procédé : « Il prend un oiseau « dans son état le plus sain, le plus normal; « pendant plusieurs jours il le soumet à un « régime progressivement débilitant, à l'aide « d'une liqueur propre à développer sa sen- « sibilité nerveuse. Lorsque l'oiseau a atteint « le degré voulu d'impressionnabilité, il « l'emprisonne dans une de ses mains, puis « après lui avoir soulevé les plumes par le « souffle, il glisse les doigts de l'autre main « contre sa peau ; après un temps calculé « pour que son corps soit imprégné de sa « chaleur animale, il lui infiltre peu à peu, « sous forme de fluide magnétique, son « esprit, sa volonté, sa vie. Malheureusement, « s'il dépasse la quantité voulue, il en « résulte une asphyxie instantanée ou une « crise nerveuse presque toujours fatale.

« Si l'oiseau résiste à ces premières « épreuves, il arrive avec le temps (car à ces « petits êtres si délicats, le fluide doit être « donné à doses répétées, mais faibles) à « passer au sommeil magnétique, au som- « nambulisme et à la catalepsie.

« Pour arriver à ce troisième degré, il « faut en moyenne trois mois de travail « d'une heure par jour. Tous les oiseaux « ne jouissent pas de la faculté cataleptique: « dans la même espèce on obtient un sujet « parfait sur quatre. »

Allix (1) raconte qu'en 1854, à Turin, il endormit un lion en six minutes, et cela si profondément que l'on put lui donner de vigoureux coups de bâton sans le réveiller.

Lafontaine rapporte qu'en 1843, salle Valentino, il endormit un chien, malgré les sifflets et les appels du public : et le sommeil de l'animal fut si profond que, sans le réveiller, on put le piquer, le jeter sur les sièges, tirer un coup de pistolet à son oreille.

Hébert nous dit que, en 1853, il fit magnétiser une guenon par une somnambule, et que l'animal que l'on ne pouvait approcher sans qu'il mordit, fut endormi en quelques minutes.

Voilà des expériences nombreuses. Examinons rapidement si tous les effets que nous

(1) ALLIX : *Guida elementare dello studente magnetizzatore.*

venons de citer, peuvent être rattachés à l'un des cinq groupes d'actions hypnogènes fixés par Chambard.

1° *Actions psychiques.* — Dira-t-on que tous ces résultats ont été obtenus par suite de la suggestion, de l'autosuggestion, de l'épouvante, de la conviction, chez le sujet, de l'empire que l'opérateur a sur lui et de son impuissance, à lui sujet, de résister à l'opérateur ? Nous ne le supposons pas, car il nous semble impossible de soutenir que les lions d'Allix et de Lafontaine, la guenon d'Hébert, le serpent de Rossi, aient été suggestionnés ou aient pu s'autosuggestionner. La terreur n'est entrée pour rien dans la production du sommeil et, dans le cas du chien de Lafontaine par exemple, il manque deux des éléments nécessaires, d'après les hypnotiseurs, pour arriver au sommeil hypnotique : la tranquillité du sujet et le silence de l'assistance, car les spectateurs sifflaient et appelaient l'animal, conditions qui, selon nos adversaires auraient dû empêcher l'animal de s'endormir.

2° *Actions sensorielles.* — A-t-on eu

recours à la lumière violente, à la fixation d'un objet brillant, à l'éclat de la trompette, aux vibrations d'un gong, à la friction du vertex ? Non, car nous ne pensons pas que l'on puisse soutenir, sérieusement, que les yeux de Lafontaine ou d'Allix aient, dans leurs expériences, remplacé un faisceau de lumière violente, capable d'influencer l'œil d'un lion. Quant au souffle dans les narines ou les oreilles, personne ne dira qu'il a remplacé la friction du vertex ; au surplus il ne faut pas oublier que les bisons des indiens ou les chevaux des écuyers ne sont pas amenés à l'état de sommeil.

3° *Actions mécaniques.* — Il n'y a eu ni renversement fort et brusque de la tête, ni compression des globes oculaires, ni fixation de l'extrémité de son nez par le sujet. Nous ne voyons pas bien, d'ailleurs, le renversement de la tête d'un lion ni la compression de ses globes oculaires.

4° *Actions physiques.* — S'est-on servi de l'aimant, de l'électricité, de bain électrothérapique ? Pas le moins du monde.

5° *Actions toxiques.* — A un moment

quelconque, l'éther, le chloroforme, la morphine, etc., sont-ils entrés en jeu? Jamais.

Voilà donc des faits dont les résultats ne peuvent être attribués à aucun des groupes hypnogènes, et cependant ils ont été produits.

Or, si l'on ne peut rattacher les effets, produits par ce que nous appelons le magnétisme animal, à une classe des résultats obtenus par les actions déclarées comme seules hypnogènes, n'est-on pas obligé de dire que magnétisme et hypnotisme sont deux choses bien différentes, ou plutôt que l'hypnotisme n'est qu'une branche du magnétisme et qu'il n'a vu le jour que grâce au mauvais vouloir de la science officielle, qui, en abordant l'étude des faits avancés par les magnétiseurs, n'a pas voulu infliger un désaveu pénible, aux affirmations de l'Académie de Médecine des XVIIIe et XIXe siècles, et a, par suite de cette idée, inventé un nom nouveau, pour classifier des faits étudiés depuis de longues années déjà par les magnétiseurs?

Faut-il accuser les savants de mauvaise

foi ? Ne nous hâtons pas de le faire (1), car il nous semble plutôt que la résistance scien-

---

(1) Nous voulons être aimable pour les savants, mais nous ne pouvons moins faire que de dévoiler les petits moyens employés, parfois, par ceux que la culture de l'esprit devrait mettre à l'abri de toutes les petites bassesses du parti pris.

Dubois d'Amiens, comme on le sait, fit un rapport sur le magnétisme animal, devant l'Académie de Médecine, le 8 août 1837. Nous trouvons dans l'examen et réfutation de ce rapport, rédigé par Berna (1838), un fait qui montre quels vils moyens peut employer un homme, qui veut absolument faire triompher ses idées et abattre des adversaires qui le gênent. Ce fait se trouve à la page 16 du dit examen et Berna s'exprime ainsi : « Il existe, comme on le sait, deux « MM. Cloquet, tous deux membres de l'Académie : l'un « est médecin, M. Hippolyte ; l'autre, M. Jules, est chirurgien « et professeur de la Faculté. Le nom d'un M. Cloquet est « cité deux ou trois fois dans le rapport, sans désignation « aucune : pourquoi M. le Rapporteur, si soigneux de « distinguer par une notation particulière, M. Dubois, « secrétaire de la Commission, d'avec tous les savants du « même nom, n'en peut-il trouver pour faire démêler son « collaborateur, d'entre ses homonymes ? A quoi bon ? « direz vous ; à savoir que ce collaborateur n'est pas « M. Jules Cloquet, qui fit part autrefois à l'Académie du « plus beau fait connu d'insensibilité magnétique, et le « valida de son puissant témoignage. Où cela mène-t-il ? « direz-vous encore ; M. Dubois lui-même va nous l'apprendre.

« Quand la lecture publique du rapport fut terminée,

tifique est faite surtout de respect humain et de routine.

« M. Jules Cloquet, après la séance, s'informa de M. Dubois
« s'il n'avait pas voulu le faire passer, au lieu de son frère,
« pour un membre de la Commission. M. Dubois avec cette
« naïveté qui sied si bien à l'homme véridique, répondit
« qu'effectivement tel avait été son dessein ; qu'il lui avait
« paru avantageux non moins que piquant de faire condamner
« un magnétiseur par un semi-partisan du magnétisme et
« *qu'en cela il faisait beaucoup valoir le rapport.* »

Si nous nous reportons aux résumé et conclusions du même examen, nous trouvons les appréciations suivantes de Berna : « L'Académie accueille avec une sorte d'indignation
« ma proposition de lui montrer des faits magnétiques. Il
« semble qu'elle l'accepte comme un défi dont elle compte
« bien me faire repentir, et, à cet effet, me met aux prises
« avec les plus grands adversaires de la vérité que je veux
« démontrer. Ceux-ci, moins un, sont seuls désignés pour
« voir mes expériences ; si on leur adjoint deux ou trois
« membres sans opinion arrêtée (MM. Cornac, Pelletier et
« Caventon), c'est d'après le vœu de ces derniers.

« Conséquents avec l'esprit qui les a réunis, les commis-
« saires choisissent pour interprète de leur jugement celui
« d'entre eux qui s'est le plus violemment prononcé contre
« l'objet de leur examen.

« Le rapporteur déclare faussement que la Commission
« renferme des partisans du magnétisme et confesse plus
« tard à quelqu'un qu'il s'est servi à cette fin d'un petit
« artifice, *pour faire valoir son rapport.* »

Insister serait cruel : nous ne ferons aucune réflexion.

Les phénomènes magnétiques étaient bien décriés, et l'on regardait d'un mauvais œil les personnes assez audacieuses pour avouer leurs études dans ce que l'on considérait comme le domaine exclusif de la charlatannerie (1).

Les sociétés savantes essayaient de faire le vide autour des questions magnétiques et nous voyons, comme le dit Morin (2), que, lors du rapport à elle fait sur l'hypnotisme, « l'Académie a été fort étonnée « quand on est venu lui révéler l'état singulier que peut produire l'hypnotisme. « M. le Dr Velpeau a accueilli avec autant « de surprise que de satisfaction ce qu'il « appelait une nouvelle découverte : il ne « savait pas que l'hypnotisme décrit par le « Dr Braid, puis transporté en Amérique, « sous le nom d'électro-biologie, était revenu « en Europe et avait été l'objet d'une foule « d'expériences de la part des magnétiseurs, « qui l'avait regardé, avec raison, comme « une variété du magnétisme..... »

---

(1) On lira avec fruit, à ce sujet, ce qu'a dit le Dr Moutin dans le *Magnétisme humain*, etc. Paris, 1907, pp. 109 et suiv.

(2) MORIN : *Du Magnétisme et des sciences occultes*. Paris, 1860.

3° SUR LES VÉGÉTAUX ET SUR LES CORPS BRUTS

Après avoir montré le rayonnement de l'homme sur l'homme et sur les animaux, nous allons répondre à une objection qui viendrait naturellement à l'esprit de nos adversaires, si nous ne la prévenions.

Si le rayonnement existe réellement, diraient-ils, il doit être possible de constater son existence à l'aide d'instruments qui, eux, ne se laissent pas influencer comme les hommes et les animaux.

Puisons alors, largement toujours, dans les ouvrages que nous ont laissé nos prédécesseurs, et répondons directement par la voix de Lafontaine (1).

« Comprenant, dit-il, toute l'utilité d'une « preuve pareille, qui simplifierait la théo- « rie, je résolus de rendre visible et palpable, « l'effet magnétique sur un corps inerte.

(1) Lafontaine : *Mémoires d'un magnétiseur*. Paris, 1867.

« Je plaçai sous un globe de verre, un « morceau de fil de fer, suspendu par le « milieu, au moyen d'un fil de cocon non « tordu ; je fermai hermétiquement le globe, « puis, maintenant mes doigts à une distance « de cinq centimètres, j'essayai d'agir sur « un bout du fil de fer.

« Après dix minutes, il me sembla que la « pointe que j'actionnais, était attirée dans « le sens où je voulais la diriger.

« Je recommençai souvent cette expé- « rience et toujours j'obtins le même résul- « tat, c'est-à-dire que je faisais tourner l'ai- « guille à droite ou à gauche selon le sens « dans lequel je l'actionnais.

« Afin d'éviter toute action de l'aimanta- « tion terrestre et toute supposition que je « pouvais avoir, sur moi, quelque chose d'ai- « manté, je remplaçai le fil de fer par un fil « de cuivre, l'effet fut le même ; j'expéri- « mentai sur des fils d'or, d'argent, puis sur « des matières végétales, animales, telles que « le bois, l'os, la corne, la baleine, l'ivoire et « même sur le verre.

« J'obtins toujours le même succès, tou- « jours une action positive ».

Nous pouvons citer encore les expériences faites sur des géraniums, par Lafontaine; sur des rosiers, des pêchers, etc., par Picard. Les plantes magnétisées furent toujours notablement plus fortes que les plantes non magnétisées prises comme témoins. Un magnétiseur opéra le transfert de la maladie de son sujet, dans une plante que ce dernier possédait, et sur laquelle il dégagea tous les mauvais fluides qu'il avait puisés dans la malade ; celle-ci guérit, mais la plante fut desséchée complètement. Le magnétiseur voulut faire une contre-épreuve et magnétisa la plante pour la dégager de tous les mauvais fluides ; quatre jours après, les feuilles desséchées étaient tombées, des feuilles vertes étaient venues les remplacer.

A ces exemples, que quelques-uns pourraient peut-être juger un peu éloignés de notre époque, il nous est facile d'en joindre d'autres.

Les travaux de M. Paul Joire, Professeur de l'Institut psycho-physiologique de Paris (1),

---

(1) *Annales des Sciences psychiques* (Octobre 1905, p. 604 ; Juillet 1906, p. 429).

nous semblent, en effet, très propres à démontrer le rayonnement de l'homme.

M. Paul Joire a éliminé toutes les causes possibles d'erreur et principalement la chaleur. Après avoir vérifié qu'un bloc de glace, placé en face de l'aiguille du sthénomètre, ne la met pas en mouvement, il a porté la température intérieure de la cloche de l'instrument à 45 degrés, et il a constaté que la main produisait une action sur l'aiguille. La chaleur est bien écartée comme facteur de la production de cette action, car la température humaine est bien inférieure aux 45 degrés de l'intérieur de la cloche de l'instrument. De plus, M. P. Joire a vérifié l'action de corps divers, tels que bois, mouchoirs, toile mouillée, bouteille remplie d'eau, etc., etc. Ces corps présentés à l'aiguille ne donnaient aucune déviation, mais s'ils étaient tenus pendant un quart d'heure par l'opérateur et présentés ensuite à l'aiguille, on constatait un écart variant entre sept et vingt-sept degrés.

Des expériences furent faites avec des petits cubes de sapin, des rouleaux de carton, des flacons remplis d'eau et de la laine, qui, tenus dans la main droite pendant un quart d'heure, furent présentés à l'aiguille et donnèrent des écarts variant de un à treize degrés. La main droite qui avait tenu ces divers objets, fut présentée à l'aiguille et donna un écart variant de douze à vingt-six degrés, suivant l'opérateur.

Comme résultats, on a pu déduire que le bois a donné des résultats variant du tiers à la moitié de l'action directe de la main ; le carton donne de un cinquième à un quart de l'action directe ; le flacon d'eau donne environ la moitié de l'action directe ; la laine donne de un cinquième à un dixième à peine de l'action de la main.

Enfin, on a constaté que des mouchoirs tenus un quart d'heure dans la main droite ont donné plus de vingt degrés, et tenus dans la main gauche plus de dix-sept degrés.

Les conclusions à tirer des expériences de M. P. Joire, et tirées par lui, sont :

1° Existence d'une force qui semble émaner du système nerveux et qui est capable d'agir à distance ;

2° Cette force peut être emmagasinée par certains corps ;

3° Des corps tels que l'étain, le fer, le coton se sont montrés jusqu'ici incapables d'emmagasiner cette force;

4° Les corps qui se sont montrés capables d'emmagasiner cette force, à des degrés divers, sont: le bois, l'eau enfermée dans des flacons, la toile, le carton;

5° Les corps emmagasinent cette force en raison de l'intensité de la force qui la produit; c'est-à-dire que les personnes qui, par l'approche directe de la main, fournissent une force moins grande, en donnent également moins au corps conducteur; la main gauche en fournit une moins grande que la main droite, et cela dans les mêmes proportions que ce que l'on observe par l'application directe de la main à l'appareil.

M. P. Joire appelle cette force, *force nerveuse;* le nom importe peu, et il nous suffit que l'on ait constaté que de chacun s'échappe une force, et que cette force est mesurable et a été mesurée avec des instruments de précision.

Ces expériences de Lafontaine et de M.

P. Joire ont une grande analogie avec celles que nous cite Charpignon (1).

En effet, de même que la main de Lafontaine attire le fer, le cuivre, l'or, etc..., de même que la main de M. P. Joire, et de ses sujets, fait dévier l'aiguille de son sthénomètre, de même aussi, d'après Charpignon, la main de l'opérateur peut attirer les membres et même les corps des personnes magnétisées. Et il ne s'agit pas là, hâtons-nous de le faire remarquer, de l'attraction exercée par un opérateur et dont se rend compte le sujet (car nos adversaires nous jetteraient de suite l'autosuggestion à la face, surtout en ce qui concerne l'attraction des membres du sujet), mais il s'agit de l'attraction opérée sur le corps d'un sujet dans des conditions telles que l'autosuggestion ne puisse plus être invoquée.

Nous cédons la parole à Charpignon :

« Le magnétiseur peut opérer sur un mem-
« bre de son sujet une attraction semblable à
« celle de l'aimant sur le fer, avec cette dif-

(1) Charpignon : *Physiologie, médecine et métaphysique du magnétisme*. Paris, 1848, p. 73.

« férence que sa main est distante de plu-
« sieurs centimètres. Le corps même suit la
« direction, le somnambule se lève et se laisse
« aller tout d'une pièce vers le magnétiseur
« avec une résistance dont la nature est toute
« particulière.

« Nous devons compléter ce paragraphe
« en copiant un fragment d'une lettre que
« l'auteur d'un genre d'attraction fort extra-
« ordinaire nous a adressée » :

Reims, 3 septembre 1848.

Je m'empresse de répondre à votre honorée du 31 expiré et viens avec le plus grand plaisir satisfaire aux questions que vous m'adressez sur le sujet qui m'a présenté le phénomène d'attraction consigné par moi dans le Journal du Magnétisme : *1° J'ai encore ce sujet à ma disposition et huit fois sur dix cette expérience réussit ; 2° M'étant aperçu que ses membres suivaient, quand je le désirais, tous mes mouvements, je me suis avisé de les attirer ; différents essais ayant réussi, je voulus voir si je pouvais opérer une ascension complète. Je plaçai ma main à deux ou trois pouces au-*

dessus de l'épigastre et le corps entier perdit terre et demeura suspendu ; 3° Jusqu'à présent je n'ai vu et produit ce fait sur aucun autre sujet. M. Théron, de Montauban, avec qui je suis lié et qui s'est occupé de magnétiser d'après mes conseils, m'a assuré avoir obtenu le même résultat sur une somnambule; je ne l'ai pas vu, mais je le sais trop homme d'honneur pour altérer la vérité.

J'ajouterai que la personne que je magnétise ayant eu, il y a six semaines, une fluxion de poitrine, j'ai cessé, pour ne pas la fatiguer, de l'enlever horizontalement ; je place maintenant ma main au-dessus de sa tête et lui fais perdre terre, de manière à pouvoir passer plusieurs fois la main ou une canne sous ses pieds.

Si vous désirez faire le voyage de Reims, je vous prierai de ne pas attendre au delà du 20 septembre, car je dois partir le 25 pour un voyage. Vous adressant à moi sous les auspices de M. Guertz, je serai très heureux que ma lettre vous fût de quelque utilité pour l'ouvrage que vous vous proposez de publier.

Signé : BOURGUIGNON, *négociant.*

« Le *Journal du Magnétisme* de M. Ricard « — ajoute Charpignon — consigne, dans son « numéro de novembre 1840, un fait analogue.

« M. Schmidt, médecin à Vienne (Autri-« che), vint se fixer en Russie avec sa fille, « qu'il maria depuis à M. Pourrat (de Gre-« noble). Ce fut à Kiew que Mme Pourrat, qui « était d'une mauvaise santé, fut magnétisée « par son père. L'effet fut si puissant qu'après « avoir fait quelques passes la malade, au « grand étonnement des assistants, fut sou-« levée de son lit sur lequel elle était étendue « de son long, de manière que l'on pouvait « passer la main entre le lit et le corps sans « toucher ni l'un, ni l'autre. »

Dans ces circonstances, les corps soulevés remplissaient les fonctions des aiguilles ou des barres de fer, de cuivre, d'or, d'os, etc., de Lafontaine et de P. Joire.

Dira-t-on que ces exemples rentrent dans les catégories des actions hypnogènes de Chambard ?

Dira-t-on qu'il y a suggestion ou auto-suggestion ?

Pour nous, nous ne voyons pas d'explica-

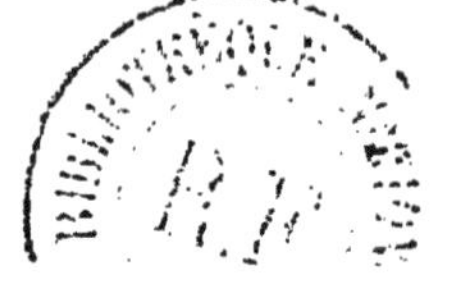

tions possible à de semblables phénomènes, si l'on refuse d'en attribuer la cause, au rayonnement de l'opérateur.

Ce rayonnement peut évidemment être plus ou moins puissant, suivant le magnétiseur, et il est allé jusqu'à mettre en catalepsie, autour de l'opérateur qui cependant n'y songeait certainement pas, des spectateurs incrédules et des sujets éloignés, tels ceux dont, tout à l'heure, Lafontaine, Filassier et Berna nous dépeignaient l'état, dans leurs récits des phénomènes qu'ils avaient observés.

Tout d'ailleurs rayonne dans la nature et pour nous instruire, en ce qui concerne l'homme et ses effluves, nous avons les observations du Colonel de Rochas et du Commandant Darget, observations dont la valeur et l'exactitude, nous ont été affirmées au surplus, par une contrefaçon à la mode des savants : la découverte des rayons N affirmés par les uns, niés par les autres.

« Le Commandant Darget, — rappelle J. Malgras (1), — est l'auteur de photographies

(1) J. Malgras : *Les Pionniers du Spiritisme en France.* Paris, 1906, pp. 182-184.

d'effluves humains et de photographies de la pensée, qui ont été l'objet, dès 1898, d'une communication à l'Académie des Sciences de Paris dans sa séance du 14 février 1898 et d'une mention dans la *Revue scientifique* du 19 février suivant.

« Ces travaux, dont l'importance n'échappera à personne, ont donc précédé de beaucoup ceux de MM. Blondlot et Charpentier, dont le monde savant s'est tant occupé.....

« Nous ne croyons pouvoir mieux faire que de reproduire les passages suivants d'un article dans lequel le Commandant Darget, résumait, en 1904, l'ensemble de ses travaux.

« M. d'Arsonval a fait, l'an dernier à « l'Académie des Sciences, une communica- « tion sur la découverte de rayons émanant « du corps humain, que MM. Charpentier et « Blondlot ont aperçus, en étudiant les rayons « N, sur un écran fluorescent enduit de « platino-cyanure de barium.

« Or, j'ai découvert, dès 1893, que les pla- « ques photographiques au bromure d'argent « imprimaient des effluves humains, soit en « les touchant avec l'extrémité des doigts,

« soit seulement en approchant les doigts de « la plaque.

« Plus tard, j'approchai la plaque de mon « front pendant quelques minutes, et j'ai « obtenu également des rayons. Je me suis « avisé ensuite de penser fortement à la forme « d'un objet en regardant un cliché, et la « forme mentale s'est trouvée graphiée, c'est « ce que j'ai appelé les photographies de la « pensée.

« Continuant mes recherches, j'ai compris « que les maladies devaient être, en général, « une anémie ou une accumulation de fluide « vital, soit sur le corps entier, soit sur une « région du corps, et les plaques photogra- « phiques m'ont donné raison..............

« On pourrait encore dire qu'on ne doit « plus pouvoir enterrer un homme s'il n'est « pas complètement mort, car des plaques « mises sur le front et sur le cœur doivent « prendre l'empreinte des vibrations, des « lueurs projetées par le corps, s'il lui reste « de la vie.

« Dans la suite encore, à l'abattoir de « Tours, j'ai placé des plaques sur le front et « le cœur d'animaux qu'on égorgeait, ainsi

« que sur leurs chairs pantelantes lorsqu'ils « étaient écorchés. J'ai obtenu des phénomènes « remarquables d'émission d'effluves. Une « portion du cerveau d'un agneau qu'on « égorgeait, tandis qu'il avait une plaque sur « le front, a été nettement représentée avec « ses circonvolutions et ses anfractuosités, « tandis que la plaque placée sur le cœur du « même animal a donné un bouillonnement « fluide d'une nature tumultueuse.

« Les plantes dégagent également des « effluves particuliers qu'on pourrait appeler « le magnétisme végétal. On voit, sur les « épreuves, que le fluide est différent selon « les arbres qui l'ont fourni ; et j'ai obtenu des « photographies analogues pour les plantes.

« On pourrait comparer cette action aux « spectres que fournissent les différents corps « simples analysés par le spectroscope et dont « les raies font reconnaître la nature. Il sem- « ble exister une parenté entre le magnétisme « minéral et le magnétisme animal.

« Une barre d'acier aimantée et un aimant « en fer à cheval ayant été placés sous une « cuvette où se trouvait une plaque dans un « bain révélateur, les extrémités ont été

« photographiées, les deux mains de l'opéra-
« teur lançant des effluves au-dessus de la
« cuvette.

« Enfin, j'ai obtenu des clichés colorés de
« toutes les couleurs du spectre, avec et
« sans contact de la plaque, soit à sec, soit
« la plaque dans le bain révélateur ».

Nous n'avons pas à nous appesantir davantage sur cette question, mais nous nous demandons vainement quelle cause permettrait la constatation de ces effluves et des rayons N, si on refusait de les attribuer au rayonnement humain, rayonnement que peut augmenter considérablement la force de la volonté de l'opérateur.

Le rayonnement humain a d'ailleurs forcé les portes des savants et le Dr E. Dupouy (1) nous dit : « Le rayonnement fluidique du
« corps humain, annoncé par G. Maxwel
« au XVIIe siècle, reconnu lumineux par Des-
« pines et Charpignon, étudié sous le nom
« d'Od par Reichenbach, a été mis en évidence

(1) Dr E. Dupouy : *Psychologie morbide*. Paris, 1907, pp. 2 et 27.

« par Luys, de Rochas, Iodko, etc., à l'aide « de la photographie, et sa puissance a été « physiquement reconnue par l'emploi du « biomètre de Baraduc. De multiples expé- « riences nous ont fait entrevoir la pénétration « des effluves dans notre organisme, comment « ils s'y maintiennent et lui donnent pour « ses besoins physiologiques la force vitale « indispensable, puis, enfin, s'extériorisant « en partie, purs ou altérés, suivant les condi- « tions d'âge, d'énergie et de santé de l'être « vivant ».

Plus loin ce même auteur cite l'avis de Brierre de Boismont qu'il rapporte ainsi : « Ces opinions, recueillies par Brierre de « Boismont, ont amené le savant aliéniste à « écrire ces lignes dans son *Traité des hallu- « cinations*, il y a un demi-siècle : « Nous « n'hésitons pas à dire qu'il y a dans l'orga- « nisme un agent d'une force inconnue, à « l'aide duquel on arrive à des résultats « remarquables ; c'est l'influence de l'homme « sur l'homme, de sa force nerveuse ».

4° RAYONNEMENT CURATIF
A DISTANCE SUR LES MALADES

Si nous arrêtions ici la discussion, on aurait le droit de nous reprocher d'être resté dans le domaine de la théorie et de n'avoir pas, selon l'usage, apporté à l'appui des opinions que nous soutenons, des faits d'application du magnétisme employé comme curatif. Nous allons donc suivre l'usage, mais, pour ne pas nous éloigner de la ligne d'idées que nous avons suivie jusqu'à présent, nous apporterons des exemples de maladies guéries *par le simple rayonnement de l'opérateur*, exemples auxquels nous donnerons tout leur juste poids, par la citation des lettres ou documents venus, soit de consultants ayant pris l'initiative de la demande de soins magnétiques pour la personne malade, soit des parents de celle-ci, soit de la personne malade elle-même.

Ainsi, après avoir montré par les meilleurs des arguments, c'est-à-dire par les faits cités dans les pages précédentes, *que le rayonne-*

ment existe et qu'il agit dans l'entourage du magnétiseur, nous allons le montrer *opérant des guérisons loin du magnétiseur*. Cela nous fera rentrer dans ce que tout à l'heure, nous avons appelé le domaine du magnétisme animal : la guérison des maladies.

Auparavant toutefois, quelques renseignements s'imposent ; si l'hypnotisme et le magnétisme animal ont été employés par leurs partisans respectifs, pour la guérison des maladies, le domaine de l'hypnotisme a été considérablement restreint et souvent son rôle s'est borné à des opérations, que nous appellerons des expériences de laboratoire ; le magnétisme animal, au contraire, a agrandi son royaume par maintes conquêtes, dont l'une, digne d'une mention spéciale, est celle remportée sur l'esprit du public ; cette conquête, est la destruction de l'erreur, imposée par les expériences des magnétiseurs du XVIIIe siècle et même du commencement du XIXe siècle, que pour guérir un malade, il était au moins utile, sinon nécessaire, que ce malade fut mis en état de sommeil.

C'est au si habile magnétiseur M. Bouvier, de Lyon, que nous devons la communication des faits que nous allons citer, communication que nous ont valu sa bienveillante amitié, son incomparable dévouement à notre cause, et pour laquelle nous lui adressons, ici, notre pleine et sincère gratitude.

Une fois par semaine, M. Bouvier consacre son temps à des soins gratuits et publics. Or, presque à chacune de ces séances, une ou plusieurs personnes quelconques, inconnues de lui, le sollicitent d'agir de suite sur une ou plusieurs autres personnes malades et éloignées, également inconnues le plus souvent du magnétiseur et qui, elles-mêmes ne connaissent pas ce dernier, fut-ce de nom. Le malade ne sait pas que quelqu'un va être consulté à son sujet et si, parfois, il le sait (car nous ne voulons pas dire qu'il n'y ait des essais d'action à distance que sur des personnes inconnues ou ignorantes de la consultation), il ne connaît ni l'heure à laquelle son ami ou son parent pourra demander des soins au magnétiseur, ni l'heure à laquelle ce magnétiseur pourra chercher à exercer ces soins. Rien par conséquent, ne peut être invoqué, pour, dans ces cas, infirmer l'existence du rayonnement humain et la réalité de son extension du magnétiseur au magnétisé.

Sur la demande qui lui est adressée, le magnétiseur agit lui-même ou fait agir un de ses sujets mis en état de sommeil ; il fait publiquement constater l'heure et demande au consultant de vérifier de son côté, par tous les moyens en son pouvoir, si à l'heure précise constatée, tel ou tel effet ne s'est pas produit chez le malade, et le plus souvent, pour ne pas dire toujours, l'effet annoncé s'est produit. Des procès-verbaux, enfin, sont dressés et signés par les personnes présentes, le jour même de la consultation, et lorsque des réponses sont données par le consultant ou le malade, on en relate le contenu en marge du procès-verbal. Ce sont les réponses venues dans ces conditions, des consultants ou des malades, que nous allons citer in-extenso et telles quelles.

Cette citation sera peut-être un peu longue, mais nous ne nous en excusons pas, car nous voulons ainsi, à l'avance, réduire à néant l'objection de nos adversaires qui, si nous nous contentions de rapporter un cas ou deux seulement, ne manqueraient pas de dire : « C'est une coïncidence ! »

Ces mots auxquels nous sommes habitués, d'ailleurs, ne constituent pas évidemment un argument sérieux, mais ils permettent de couper plus court pour échapper au gêneur que nous désirons être, en faisant, de cette façon, ressortir, davantage encore, la subtilité, *l'individualité* voudrions-nous pouvoir dire, de ce rayonnement dont nous affirmons et dont nous avons entrepris de démontrer l'existence.

En ce qui concerne les sujets en sommeil, et dont nous avons parlé comme prêtant leur concours à M. Bouvier, nous devons ajouter que leur entière bonne volonté d'être utiles, leur dévouement absolument désintéressé, leur sincère désir de concourir au soulagement des malades, sont, généralement, presque toute leur science : leur instruction plutôt sommaire, en effet, ne leur permet certainement pas de connaître la position géographique, même approximative, de la plus grande partie des localités indiquées — très souvent des villages, des hameaux, des mas perdus — et même si ces sujets ou M. Bouvier, en ce qui concerne Lyon, peuvent connaître les quartiers et les rues citées, ils ne peuvent, on nous l'accordera, en connaître chaque maison, chaque étage, chaque habitant.

Premier exemple. — M. G..., épicier à Lyon.

Première lettre [sans lieu ni date]

Monsieur Bouvier,

Je vous remercie des soins que vous avez bien voulu me donner. A dix heures moins un quart, j'ai ressenti un grand soulagement de l'oppression qui me faisait souffrir depuis si longtemps. Veuillez, je vous prie, bien vouloir continuer à me prodiguer vos soins, je vous en serai très reconnaissant.

Dans l'espoir, etc.

G...

Deuxième lettre. — *Lyon, 11/15 1905*

Monsieur Bouvier,

Pour la seconde fois, je viens vous remercier des soins que vous m'avez donnés à distance mercredi dernier, à dix heures moins un quart. J'ai très bien ressenti votre action magnétique, aussi, jamais je n'ai passé une aussi bonne nuit et depuis je me sens bien moins essoufflé ! J'espère que cela continuera. Encore une fois, merci.

Recevez, Monsieur, mes sincères remercîments.

G...

Troisième lettre [sans lieu ni date]

Monsieur Bouvier,

Je ne sais plus comment vous témoigner ma reconnaissance des soins que vous me donnez depuis un certain temps déjà par le magnétisme, vos soins à distance que vous me prodiguez. Chaque fois je ressens un bien-être indéfinissable et toujours de moins en moins essoufflé, ce qu'il m'était le plus pénible. Je vous prie de croire, Monsieur Bouvier, que à hauts cris je dirai, que par l'action magnétique, je suis été guéri.

Recevez, etc.

G...

Quatrième lettre. — *22 novembre*

Monsieur Bouvier,

Depuis trois semaines que vous me donnez vos soins par votre action magnétique à distance, je vais toujours de mieux en mieux, je suis beau-

coup (1) essoufflé et moins oppressé aussi je vous en serai très reconnaissant et vous remercie sincèrement. Recevez, etc.

G...

Cinquième lettre [sans lieu ni date]

Monsieur Bouvier,

Je vais très bien, je ne puis croire que je vais être guéri, depuis si longtemps que je souffrais, aussi je ne saurais assez proclamer que c'est par le magnétisme que je dois ma guérison.

Recevez, etc.

G...

Deuxième exemple. — Les soins avaient été demandés par E. H..., de Lyon, pour Mme A. G..., de Bitourta, près d'Alger.

Première lettre [sans lieu ni date]

Monsieur Bouvier,

Je reçois à l'instant des nouvelles d'Algérie. Il y a un mieux très sensible dans l'état de Mme G..., que vous avez soignée mercredi dernier. Elle a pu dormir un peu, ce qui lui arrive rarement. Je

(1) M. G... a oublié le mot *moins*, cela ressort de la suite de la phrase.

vous prie, Monsieur, de continuer vos soins à cette pauvre malade, qui serait heureuse d'avoir un soulagement que les médecins sont impuissants à lui donner. Remerciements sincères.

E. H...

Deuxième lettre. — *30 novembre 1904*

Monsieur Bouvier,

La malade que j'ai fait soigner deux fois le mercredi, se trouve mieux. Sa famille est toute heureuse de me l'annoncer et me prie de vous la recommander encore. Elle est loin d'être guérie mais enfin il y a un changement dans l'état de cette malade et la famille l'a constaté. Je vous prie donc, Monsieur, de bien vouloir continuer vos soins qui ont produit un si bon résultat.

Remerciements sincères.

E. H...

Troisième lettre. — *Lyon, 14 décembre 1904*

Monsieur Bouvier,

Je reçois des nouvelles de Mme G..., que vous avez soignée plusieurs fois le mercredi. Cela va bien mieux et cela est d'autant plus remarquable qu'elle était dans un triste état. Sa famille me prie encore de la faire soigner ce soir. Je la recom-

mande donc à vos bons soins. Ce bon résultat étant constaté, on me prie de vous recommander une jeune fille de treize ans, paralysée depuis sa naissance. Pourrait-on améliorer son état ? J'ai promis de vous soumettre le cas et je donne l'adresse de cette petite malade (1). Remercîments sincères. Recevez, etc.

E. H...

Quatrième lettre. — *28 décembre 1904*

Monsieur Bouvier,

Les parents de la petite paralysée d'Alger ont constaté que leur enfant a été très agitée la nuit du mercredi 14 courant. Ils croient qu'il y a eu action certaine. Ils prient de bien vouloir continuer les soins. Remerciements sincères.

E. H...

Troisième exemple. — Mme R..., à Lyon.

Lyon, le 15/4 1905.

Monsieur Bouvier,

Je vous remercie des soins que vous avez donnés à ma mère mercredi dernier, elle a très bien senti l'action et a été très malade depuis neuf heures et

(1) R..., rue Malakoff, Alger.

demie jusqu'à onze heures. Elle a eu une forte douleur dans les reins du côté gauche (ainsi que vous l'aviez annoncé), elle respirait avec peine, elle a vomi des glaires et après s'est trouvée très bien et s'est endormie. Veuillez avoir l'obligeance de continuer vos soins. Avec remerciements, etc.

R...

Quatrième exemple. — Mme V..., à Lyon.

[Sans lieu ni date]

Monsieur Bouvier,

Mercredi dernier, vous m'avez soignée à distance et vous avez annoncé que j'avais les jambes enflées. J'ai très bien senti l'action se produire, on me tirait par les jambes et un souffle qui me passait dessus, puis une grande chaleur. Effectivement vous avez annoncé, à ce que m'a dit Madame B... que j'aurais un mieux comme jamais je n'aurais eu jusqu'à ce jour, en effet j'ai passé ces huit jours très bien, mon entourage est très content. Si c'était un effet de votre bonté de vouloir bien me soigner ce soir, je vous serais reconnaissante et vous remercie vous et le médium. Mes jambes ont bien diminué.

V...

Cinquième exemple. — Mme F..., à Lyon.

Lyon, 11 janvier 1906.

Monsieur Bouvier,

J'ai l'avantage de vous informer que ma mère est tout à fait bien depuis que vous l'avez soignée à distance mercredi dernier, les douleurs d'estomac ont complètement cessé et elle me charge de vous adresser tous ses remerciements.

Votre bien dévoué,

L. F...

Sixième exemple. — M. C..., Roanne.

Roanne, 24 mars 1904.

Monsieur,

Je ne sais plus comment m'exprimer pour vous remercier de votre traitement à distance, combien je suis content, depuis que vous me soignez, je me suis bien remis, je mange bien, je puis faire mon travail sans souffrance comme j'en éprouvais autrefois avant que vous m'ayez soigné. Monsieur Bouvier, je vous en remercie de tout mon cœur, car je trouve en vous un bienfaiteur que je ne puis pas vous louer ce que je voudrais et que mon cœur il désire. Monsieur Bouvier, veuillez donc être assez bon de toujours (1) à moi.

Recevez, etc.

C...

Septième exemple.—Mme P..., Villeurbanne.

Première lettre. — [10/3 06]

Monsieur Bouvier,

Mercredi soir en rentrant, ma fille et moi, nous demandions à mon mari s'il n'avait rien ressenti. Il nous dit qu'à dix heures moins dix minutes il avait reçu des picotements dans le dos, cela n'avait pas duré longtemps mais assez pourtant pour qu'il s'en aperçoive. Il n'y a donc aucun doute puisque cette heure est celle que vous précisiez à votre séance. Cette séance est vraiment admirable et stupéfiante tont à la fois, aussi j'ai une entière confiance en elle pour la guérison de mon mari.

C'est remplie de cette croyance que je termine en vous présentant, Monsieur, etc.

P...

---

(1) Le mot *penser* semble avoir été omis par M. C...

Deuxième lettre. — *Villeurbanne, 16/3 06.*

Monsieur Bouvier,

Ce mercredi le même phénomène s'est produit chez mon mari que mercredi passé, un peu plus longuement mais pas plus fort. Aussitôt rentrées, nous lui avons vite demandé. Voici sa réponse : Croyant qu'on ne s'occupait pas de moi à neuf heures et demie je me suis senti gagné par le sommeil et je dormais absolument lorsqu'à dix heures moins dix je me suis senti réveillé par cette espèce de doigté sourd que je sens dans le dos, lorsque Monsieur Bouvier s'occupe de moi. Il en a été très satisfait et sa nuit a été relativement bonne comparativement à la mauvaise journée qu'il avait passée. Il n'y a plus de doute pour ce traitement à distance, aussi veuillez donc, Monsieur, faire l'impossible pour pouvoir guérir mon mari. Avec mes plus sincères remerciements, etc.

P...

Huitième exemple. — Mme F..., à Lyon.

Rapport sur la séance du 6 juin 1906

Mme F... est âgée de cinquante-cinq ans, femme de forte constitution, atteinte depuis de nombreuses années d'une maladie nerveuse. Les crises actuelles semblent prouver par leur violence que la maladie est à l'état aigu.

Tout travail lui est impossible depuis fort longtemps, les soins ordinaires du ménage même sont au-dessus de ses forces.

Son irritabilité est si grande que des oublis involontaires et insignifiants déterminent chez elle le paroxisme de la colère.

Pourtant femme d'intérieur, intelligente, d'une grande bonté, elle reconnaît ses torts et fait des excuses attendrissantes, lorsque le hasard d'une accalmie succède à ses crises.

Sur ce triste état, s'est greffée une maladie de cœur, une poche d'eau s'est formée au-dessous de cet organe et fait redouter aux siens une issue fâcheuse à la suite de crises nerveuses.

Tous les soins des docteurs appelés près d'elle n'ont pu même pallier son état, jusqu'à présent.

Cependant qu'une bonne inspiration a voulu que j'assiste à deux séances expérimentales faites par M. Bouvier. A la dernière du six juin, j'ai, sur le conseil d'un ami et pour ma propre édification, fait donner des soins à Mme F... à son insu.

Dès le lendemain, après une nuit sans agitation, fait remarqué par elle-même, elle a eu plus que des velléités de vouloir s'occuper et vaquer comme autrefois aux soins du ménage ; à tout elle voulait donner la main, coordonnait ses idées avec suite, étonnée elle-même d'un retour d'activité depuis longtemps disparue, en tous cas inexplicable.

Son mari, sa fille la dissuadaient doucement de faire des efforts et l'invitaient au repos. Vains sermons, le mieux était manifeste. Maintenant chacun autour d'elle rayonne de joie et espère.

Je termine ce petit rapport fait avec la plus grande sincérité, persuadé que la continuation de soins identiques apportera, à notre chère malade, sinon une guérison absolue, tout au moins une large amélioration, pour le plus grand bonheur des siens.

Je remercie du fond du cœur, les personnes si pleines d'abnégation, qui sans but mercantile, donnent, avec tant de désintéressement et de dévouement, des preuves d'une philanthropie rare.

R... Jules,
Rue Thomassin, Lyon.

Neuvième exemple. — Mme G..., à Villeurbanne.

Villeurbanne, 12 avril 1907. (1)

Monsieur Bouvier,

Je viens vous remercier d'avoir bien voulu me

(1) On doit lire *1906*.

soigner à distance. Hier soir, à dix heures moins dix, mercredi, j'ai senti les fluides bienfaisants de Mme R..., (2) et je vous ai vu devant elle, ce qui me fait croire que c'est elle qui m'a soignée. Je me suis bien retenue, j'ai lutté contre le sommeil qui me gagnait et n'ai pas succombé pendant que vous me prodiguiez vos bons soins. Ce matin je n'ai pas souffert comme d'habitude, les douleurs que je ressentais entre les épaules ont été moins fortes. Avec tous mes remerciements, etc.

L. G.

P. S. — A mercredi prochain, s'il vous plaît, de penser encore à moi.

Dixième exemple. — C. M..., à Lyon.

Lyon, le 28 décembre 1904.

Monsieur,

Lorsque Mercredi, 21 Décembre, je vous ai fait demander de me traiter à distance, il y avait trois jours que la grippe m'empêchait de dormir et je souffrais beaucoup, mais depuis le premier soir, c'est-à-dire Mercredi 21 de ce mois, j'ai bien dormi et les malaises ont bien

---

(2) Mme R... était le sujet chargé de rayonner sur cette malade.

diminué. Je me sens assez bien maintenant et vous prie d'agréer mes remerciements avec les vœux que je forme pour que vous obteniez la prompte guérison de tous vos malades.

Veuillez, etc.

C. M...

Onzième exemple. — Mme E..., de Lyon — Les soins ont été demandés par M. P..., de Lyon.

[Sans lieu ni date]

Monsieur,

J'ai le plaisir de vous apprendre que ma femme a ressenti mercredi vers neuf heures et demie comme une pluie qui lui tombait sur la tête et que contrairement à son habitude elle a bien reposé et a ressenti un mieux sérieux le lendemain. Quant à moi, je n'ai rien ressenti d'anormal sur le moment, mais vais bien mieux aussi. Je vous serais obligé de nous faire continuer ces bons soins.

J. E...

Toutes ces lettres, ainsi que l'on a pu le voir, affirment, ou une guérison du malade, ou une amélioration notable dans son état, et l'on a pu se rendre compte cependant que parfois *la distance séparant le malade du magnétiseur était énorme.*

Examinons maintenant, si dans ces différents cas de cure à distance, il y a la moindre circonstance ou le moindre détail qui puisse les faire ranger dans les phénomènes produits par des actions mécaniques, psychiques, physiques, sensorielles ou toxiques.

Nous avons à dessein donné d'abord des pièces touchant des grandes personnes seulement, et la lettre écrite par M. R... dans le huitième exemple nous montre que la malade ignorait complètement qu'un magnétiseur allait tenter d'exercer une action sur elle, puisqu'en venant à la séance de M. Bouvier, à simple titre de curieux, M. R... n'avait aucune idée de demander des soins pour un malade, et que c'est sur place seulement qu'il songea à utiliser sa présence en faveur de Mme F..., dont le magnétiseur ignorait jusqu'à l'existence. Où sont dans ce cas, la suggestion, l'autosuggestion, la lumière violente projetée sur les yeux du sujet, le bruit éclatant ou lentement rythmé frappant les oreilles du patient, le renversement de la tête, la fixation des points brillants ; où sont l'électricité, l'aimant, l'éther, le chloroforme, etc., etc. ? Rien de tout cela dans aucun des exemples donnés par nous.

Et comment sans rayonnement, expliquer que le magnétiseur et le malade s'ignorant, un mieux sensible s'opère chez celui-ci précisément quand agit celui-là ? Que nos adversaires nous répondent?

A leur point de vue, nous le savons bien, la première séance de cure à distance engagée sur chaque malade inconnu du magnétiseur ou ignorant que celui-ci devait être consulté, peut seule leur être opposée, car les résultats obtenus sur des malades connus, ou dans les séances autres que la première pour les malades inconnus, sont, de fait, invariablement attribués par eux à la suggestion ou à l'autosuggestion ; mais nous ne discuterons pas cette opinion, il nous suffit de montrer que le rayonnement a produit son effet à la première séance, notant toutefois cette circonstance, se trouvant dans le septième exemple, que M. P... s'attendait à ce que le magnétiseur produisit sur lui un effet et que, ne le sentant pas, il s'endormit jusqu'au moment où « le doigté sourd » se fit sentir et le réveilla. L'autosuggestion est ici en défaut et c'est, au contraire, pendant le sommeil que l'effet se produit. Il y a là, selon nous, matière à réflexion pour les partisans de l'hypnotisme ; nous voudrions pouvoir espérer qu'ils en feront leur profit.

Un détail encore, dans ces exemples, nous semble impossible à expliquer par une autre cause que le rayonnement et nous devons pour l'importance spéciale qu'il présente, le faire ressortir.

Lorsqu'un malade connu de M. Bouvier et sachant que ce dernier doit être prié d'agir sur lui, est soigné à distance par le magnétiseur lui-même ou par un de ses sujets en état de sommeil, il se produit, parfois, que M. Bouvier *voit*, dans la salle même où il opère, la propre personne dont on lui parle, et il la *voit* si nettement qu'il lui est arrivé de répondre : « Je n'ai pas à agir à « distance, puisque M. X... ou Mme Y... est « ici », et nous trouvons une intéressante contre-partie de ce fait dans le cas Louise G... (neuvième exemple) où c'est le malade qui, de son côté, déclare avoir *vu* M. Bouvier devant le sujet en sommeil, et le sujet nommé était bien exactement celui qui avait été chargé de rayonner jusqu'à elle.

Après avoir donné ces exemples de cure à distance sur des grandes personnes, nous avons à prévoir les objections des hypnotiseurs qui, ne se rendant pas facilement, nous diront certainement : « Tout cela « n'est que le résultat de l'autosuggestion, « car l'entourage du malade a dû parler, « devant ce dernier, du magnétiseur, de ses « guérisons à distance, du jour de ses con- « sultations, etc. ; le malade dès lors s'est « imaginé qu'il devait guérir ou tout au « moins être soulagé, et il a été guéri ou a été « soulagé. »

Nous répondrons à cette objection d'autosuggestion possible, par des exemples de cures à distance opérées sur des enfants en bas-âge, exemples qui ne nous manquent pas plus que ceux de cures opérées sur des personnes adultes, et que nous donnerons de même, longuement, *honoris causâ*.

Premier exemple. — P..., à Lyon.

Lyon, le 12 mars 1904.

Monsieur Bouvier,

Veuillez accepter tous mes remercîments d'avoir bien voulu mercredi dernier, soigner ma petite fille, par l'intermédiaire d'un de vos médiums. D'après les dires de sa mère l'enfant a ressenti une légère secousse à l'heure où vous avez bien voulu lui donner vos soins. Après quoi elle s'est endormie et n'a presque pas toussé de la nuit, depuis ce jour elle va de mieux en mieux et je vous prie de bien vouloir continuer mercredi prochain, afin de la guérir complètement.

Veuillez donc, etc.

P...

Deuxième exemple. — L.. Yvonne, à Lyon.

Lyon, le 4 mai 1904.

Monsieur Bouvier,

Mercredi dernier vous avez dirigé votre action magnétique sur ma petite Yvonne, elle en a ressenti un grand bien et depuis ces huit jours le mieux s'est maintenu. Néanmoins je vous prie de vouloir bien lui continuer vos soins encore quelques séances. Avec mes remerciements, etc.

L...

Troisième exemple. — M..., Lyon.

Lyon, le 6 avril 1904.

Monsieur Bouvier,

Je vous remercie des soins que vous avez donnés au plus jeune de mes fils, il s'en est bien trouvé, il va beaucoup mieux, je le crois hors de danger. Recevez, etc.

J. M...

Quatrième exemple. — D..., à Lyon.

Première lettre. — *Lyon, le 11 novembre 1904.*

Monsieur,

Je vous remercie d'avoir bien voulu soigner mon petit, mercredi neuf, il avait une forte fièvre et après que vous l'avez eu soigné, il a pu passer une bonne nuit et il va bien mieux. Si vous voulez avoir la bonté de continuer vos soins, je vous en serais reconnaissant. Il a une grosseur à la joue, je vous remercie.

D...

Deuxième lettre. — *Lyon, le 18 novembre 1904.*

Monsieur Bouvier,

Je vous remercie d'avoir soigné mon petit garçon dans votre séance du seize novembre, il a très bien dormi et sa grosseur a bien diminué. Si vous étiez assez bon de continuer à le soigner encore quelque temps, je vous en serais reconnaissant. Pour le moment il est bien enrhumé. Je vous remercie d'avance.

D...

Troisième lettre. — *Lyon, le 25 novembre 1904.*

Monsieur Bouvier,

Je vous remercie d'avoir bien voulu soigner mon petit garçon, il va très bien maintenant, la grosseur qu'il avait est très bien passée. Je vous remercie beaucoup des soins que vous avez bien voulu lui donner. Je vous remercie.

D...

Cinquième exemple. — C. B..., à Lyon.

[sans lieu ni date]

Monsieur Bouvier,

Je vous remercie du traitement à distance que vous avez eu la bonté de me soigner moi et mon frère. Moi je suis bien mieux et mon frère est complètement remis. Je vous salue.

M. B...

Sixième exemple. — C. H..., à Lyon.

Lyon, le 26 avril 1905.

Monsieur Bouvier,

Je vous remercie du traitement à distance fait le dix-neuf écoulé, sur mon fils Claudius. Il n'a rien senti au moment du traitement, mais il n'a pas repris de quinte de toux depuis cette nuit-là. Veuillez agréer, etc.

D... H...

Septième exemple. — R... à Lyon.

Première lettre. — *Lyon, le 26 avril* [*1905.*]

Monsieur Bouvier,

Je vous dirai que notre enfant va mieux quoiqu'il tousse encore. Je vous remercie et je vous salue.

f[e] R...

Deuxième lettre. — *Lyon, 3 mai.*

Monsieur Bouvier,

Je vous dirai que notre enfant va bien mieux maintenant, je vous remercie beaucoup des bons soins que vous lui avez prodigués.

Agréez, etc.

f[e] R...

Huitième exemple. — C..., Lyon.

Lyon, le 4 avril 1905.

Monsieur Bouvier,

C'est avec joie que je viens par la présente vous remercier bien sincèrement des bons soins que vous avez donnés à ma petite fille. Elle va toujours de mieux en mieux et je vous serai reconnaissant de bien vouloir les continuer. En vous remerciant, etc.

F. C...

Neuvième exemple. — M..., à Givors.

Première lettre. — *Givors, 30 novembre 1905.*

Monsieur,

Le jour que vous avez soigné mon enfant, pour mieux dire mercredi, il a été très calme de neuf heures à dix heures et le reste de la nuit il a été très agité, mais le lendemain nous avons constaté un grand mieux car la fièvre n'a pas monté, ce qui nous a évité de le mettre au bain comme le médecin nous avait dit si la fièvre était monté à quarante degrés. Aussi je m'empresse de vous en donner un compte rendu (comme me l'avait dit mon beau-frère) et je vous prierai, Monsieur, de bien vouloir continuer à lui faire donner des soins. En attendant de vous lire, recevez, etc.

M. H..., à Givors.

Deuxième lettre. — *Givors, 10 décembre 1905.*

Monsieur Bouvier,

J'ai prié mon beau-frère de bien vouloir vous faire parvenir ce compte rendu au sujet de mon petit garçon qui avait la fièvre typhoïde. Mercredi il a passé une bonne nuit et maintenant il va bien mieux, la fièvre l'a quitté et le médecin lui a ordonné de manger des petites soupes de pain cuit. Je pense que le mieux se continuera et que bientôt il sera complètement rétabli. Je vous serai reconnaissant, M. Bouvier, de bien vouloir continuer à le faire soigner. Recevez, etc.

M H...

Bien que, à titre de contrôle, nous donnions en tête de l'Appendice, sous forme de tableaux, un résumé des divers exemples qui précèdent, nous croyons bon de condenser, ici d'abord, les résultats obtenus par l'action à distance dans les cas rapportés.

Malades soignés

Grandes personnes 13	*La plus âgée* 57 ans.
	La plus jeune 13 ans.

Nous avons placé cette enfant de treize ans dans les grandes personnes, parce que le développement d'un enfant de cet âge, pourrait permettre d'opposer l'autosuggestion au même titre qu'on peut l'opposer dans le cas des adultes.

Enfants 9 { *Le plus âgé* 6 ans.
Le plus jeune 10 mois.

Six de ces enfants avaient moins de 4 ans et l'âge de l'un d'eux est ignoré.

Malades connus du magnétiseur

Grandes personnes 6 | *Enfant* 1.

Maladies soignées

Grandes personnes : Bronchites, phtisie, paralysie, angine, névrose, maladie de cœur, des reins, de l'estomac, des intestins, de la moelle épinière, grippe, fièvre.

Enfants : Coqueluche, fièvre typhoïde, entérites, transport au cerveau, angine.

Les soins ont été donnés :

	Par M. Bouvier	Par le sujet mis en état de sommeil	Tantôt par M. Bouvier, tantôt par le sujet en état de sommeil.
Grandes personnes	5	7	1
Enfants.......	4	5	»

Malades ayant déjà été magnétisés

Grandes personnes 6. | *Enfant* 1.

Renseignements possédés
par les malades sur l'emploi du magnétiseur
en ce qui les concerne

Grandes personnes

1 Se doutait qu'elle allait être magnétisée, son fils devant aller à la réunion chez M. Bouvier.

1 Savait qu'elle allait être magnétisée, mais ignorait l'heure.

5 Connaissaient l'heure de la consultation et savaient, dès la première fois, qu'elles allaient être magnétisées.

2 L'ignoraient la première fois, et l'ont su pour les fois suivantes.

4 L'ont ignoré pendant tout le traitement.

Enfants

9 Ont toujours ignoré le traitement.

Résultats des cures à distance

	Guérisons	Améliorations	Une simple action s'est produite.
Grandes personnes	1	11	1
Enfants.......	4	5	»

Ces résultats sont strictement ceux que nous fournissent les lettres que nous avons citées et *si nous ne tenions pas à ne faire état que d'elles seules*, nous pourrions ajouter que l'action à distance ayant été continuée sur ces divers malades, les améliorations déclarées se sont transformées en guérisons vraies et définitives, *chez plusieurs* pour les grandes personnes, *chez tous* pour les enfants; et *rien* cependant, *rien* dans aucun de ces cas, il est facile de s'en rendre compte, *rien* ne fut l'effet d'aucune des actions hypnogènes si souvent citées ! Ne cherchez donc pas à votre tour, où la suggestion ? où l'autosuggestion ? où la peur ? où la lumière violente ? où le point brillant ? où la friction du vertex ? où l'aimant ? où l'électricité ? où l'éther ? etc., car vous ne trouveriez pas, car tous ces procédés, *tous*, sont bien et complètement innocents des guérisons obtenues. Partout vous ne verrez que *le fait simple, le fait* dont la répétition écarte l'hypothèse de hasard ou de coïncidence, *le fait* bien vu, bien su par des témoins entièrement honorables, absolument indépendants, *le fait* enfin que nous recherchons, *fait que seul le rayonnement humain explique, et fait qui, à son tour, prouve la réalité de ce rayonnement humain, volontairement extensible, même à des distances considérables*, rayonnement servant de véhicule à une action *toujours* bienfaisante.

Alors que, dans d'autres matières, nous pourrions peut-être, au point où nous en sommes, nous tenir pour vainqueurs et cesser la discussion, nous devons, en magnétisme — tant à côté de la raison interviennent de passions et d'intérêts différents — prévoir même l'impossible, et nous demander si quelque adversaire, irréductiblement chagrin, ne se lèvera pas encore, qui nous reprochera maintenant, non plus d'être trop long, mais au contraire de ne l'être pas assez et, en même temps, de n'avoir apporté, comme preuves de l'action du magnétisme à distance, que des résultats obtenus par un seul et même magnétiseur : « Quelques douzaines de faits d'exception ne suffisent pas pour que soit entendue une cause de l'importance de celle du rayonnement humain, et puisque votre magnétisme a obtenu de tels résultats, tous les magnétiseurs devraient en obtenir de semblables ! »

Répondons, d'abord, que ces faits ne sont faits d'exception qu'au même titre où sont faits d'exception les faits de transmission de pensée, de télépathie, d'extériorisation de la sensibilité et de la motricité, faits avec lesquels ils ont des analogies certaines, et qui sont aujourd'hui reconnus *réels* par tous ceux qui ont bien voulu se donner la peine de les étudier; répondons, ensuite, que si nous n'avons cité que quelques faits de cette nature, cela ne veut pas dire que ces faits ne soient pas plus nombreux, car seule, la personne à laquelle nous les avons empruntés, a entre les mains, où les curieux pourront comme nous les consulter, non pas des centaines mais des milliers de lettres semblables à celles que nous avons reproduites ; répondons, enfin, que maints magnétiseurs, certainement, ont obtenu les mêmes phénomènes et que tous les magnétiseurs, certainement encore, peuvent les obtenir en s'y appliquant, *en les voulant.* A preuve, deux exemples, également authentiques ; le premier recueilli pendant notre séjour à Genève en 1906, le second pris chez nous-même.

Voici le premier : Une jeune fille de Genève, fort gravement malade, fut transportée à l'hôpital ; après quelques jours de soins, les docteurs la déclarèrent incurable et fixèrent pour sa mort un délai restreint. Instruite de cet état de choses, une personne des plus honorables de Genève eut l'idée d'écrire à M. Antoine, magnétiseur, domicilié en Belgique, réputé pour des guérisons à distance. Ce magnétiseur, qui ne connaissait pas son correspondant et pas davantage la malade, répondit à cette lettre, indiquant dans sa réponse tout ce qui allait se passer, y compris la guérison. Tout ce qu'il avait annoncé arriva, et au bout d'un temps très court, la malade sortait de l'hôpital parfaitement guérie. Or, encore une fois, magnétiseur, magnétisée à distance et correspondant ne se connaissaient pas du tout, ne s'étaient jamais vus et la malade ignorait jusqu'à l'existence du magnétiseur.

Voici le second : A la fin de l'année 1904, nous nous trouvions avec notre famille à Pegli, près Gênes, lorsqu'une personne à notre service nous demanda d'agir à distance pour guérir sa sœur malade à Augsbourg (Allemagne).

Les nouvelles, apportées par télégramme et concernant cette dame, annonçaient que, très fortement atteinte par le typhus, elle était sur le point de succomber et se trouvait à l'agonie. On ajoutait que le docteur la considérait comme perdue et avait prévenu qu'il viendrait, le lendemain matin, constater le décès.

Ces alarmantes prévisions nous arrivèrent à une heure après minuit et, immédiatement, nous nous absorbâmes sur la pensée de guérir cette malheureuse mère de famille dont le décès allait faire huit orphelins. Quelques jours après, une lettre très explicite nous apprit que cette nuit-là même, à une heure et demie après minuit, la malade s'était assoupie et qu'elle s'était réveillée, sept heures après, considérablement mieux portante ; qu'en venant, le lendemain, selon sa promesse de la veille, constater son décès, le docteur avait eu la surprise agréable de voir sa malade assise sur son lit, et de l'entendre lui annoncer elle-même qu'elle allait mieux. Peu de temps après la guérison était complète.

C'est le seul essai de guérison à distance que nous ayons fait et nous ne doutons pas qu'à nous comme à tout autre, on objecte la coïncidence ou les trésors presque inépuisables des ressources dans lesquelles la nature sait puiser dans les moments les plus difficiles. Le fait n'en est pas moins là et nous le donnons, non point par orgueil, on voudra bien le croire, mais pour montrer aux jeunes magnétiseurs *tout ce qui est de leur domaine, tout ce qu'ils peuvent tenter, tout ce qu'ils peuvent espérer.*

Suivant toujours la même marche dans notre raisonnement, de même que nous avons affirmé, démontré, tout à l'heure, l'action directe du magnétiseur s'exerçant dans son entourage, sur des animaux, avec autant de succès que sur l'homme, nous pouvons affirmer aussi que l'action curative à distance s'exerce aussi bien au profit des animaux qu'à celui de l'homme.

Nous savons que M. Antoine, le réputé magnétiseur belge, de Jemeppe-sur-Meuse, donne journellement des soins à distance à des animaux.

Pourquoi ceux-ci ne seraient-ils pas susceptibles de recevoir l'action bienfaisante à distance au même titre que l'homme ?

M. Bouvier, lui, est même persuadé que l'action magnétique à distance s'exerce plus rapidement, plus activement sur les animaux que sur l'homme, à cause de l'état de passivité, de neutralité — favorable à la réceptivité — qu'entretient chez les animaux l'absence des soucis, des espérances, des regrets, des idées multiples et diverses qui forment l'ambiance tourmentée de l'homme et surtout de l'homme malade. Plusieurs fois, en effet, ému par les prières de braves gens dont ces bêtes étaient tout le bien, M. Bouvier a dirigé son action au loin sur des chevaux, des vaches, des porcs, des chèvres, des poulets, des canards, des pigeons, etc. ; il ne l'a *jamais* fait sans résultats heureux pour l'écurie ou pour la basse-cour décimée.

Nous allons même donner un exemple de cette action à distance sur un animal, alors que M. Bouvier, personnellement, ne savait pas qu'il agissait sur celui-ci :

A la fin de chacune de ses séances hebdomadaires, M. Bouvier demande aux assistants de se recueillir et de porter leurs pensées vers les malades qui les intéressent, malades sur tous lesquels il va agir *simultanément*.

Quatre jours après la séance du 16 janvier

dernier, M. Bouvier recevait la lettre suivante :

Lyon, 20 janvier 1907.

Monsieur Bouvier,

Je déclare que depuis quatre jours, mon chat était dans l'impossibilité de boire et de manger quoi que ce soit, ni même de remuer, par suite d'un os qu'il avait avalé et qui lui était resté au travers de la gorge. J'eus l'heureuse idée de le faire soigner à la séance du 16 janvier 1907. Quelle ne fut pas ma surprise en rentrant, de le trouver complètement guéri.

M. Bouvier peut faire de cette attestation ce que bon lui semblera.

Votre toute dévouée.

M... K...
Rue Garibaldi, n°...

Nous sommes arrivé, nous le croyons du moins, à démontrer qu'en dehors des actions hypnogènes, nécessaires et même indispensables pour la production des phénomènes hypnotiques, il est un autre agent *plus puissant qu'elles*, puisqu'il produit tout ce qu'elles produisent tandis qu'elles ne peuvent produire tout ce qu'il produit.

Cet agent, affirmons-nous, produit *tous* les phénomènes de l'hypnotisme ; cela est, à notre avis, indéniable et l'appuyer sur des citations serait purement oiseux ; nos adversaires n'ont d'ailleurs qu'à recourir aux travaux des magnétiseurs des deux derniers siècles, ils y trouveront tous les documents nécessaires pour se convaincre que tous les phénomènes qu'ils sont si fiers de produire, ont été *observés et longuement étudiés bien avant eux*, et cet agent que l'on a, en langage plus ou moins abstrait, appelé : od, fluide vital, aura, électricité humaine, force neurique rayonnante, rayonnement vital, fluide de la volonté, fluide cérébral, matière radiante, etc., etc., est celui que nous appelons nous, en langage plus simple : *fluide humain.* C'est lui qui, quel que soit le nom sous lequel on le désigne, constitue le magnétisme animal, et c'est lui qui, en rayonnant a des distances même extrêmement éloignées, produit les effets aussi incontestables qu'extraordinaires que nous avons rapportés.

Maintenant, comment cet agent opère-t-il ? Quel est le procédé employé pour prolonger son action à distance? Là est l'inconnu qui reste à dégager des faits.

Selon nous, cet inconnu est la volonté du magnétiseur forçant son fluide à rayonner jusqu'au but vers lequel rayonne également la pensée du consultant. Le rayonnement de la pensée de ce dernier sert de fil conducteur pour établir le rapport entre le poste expéditeur qui est le magnétiseur et le poste récepteur qui est le malade magnétisé.

Nous formulons ainsi notre avis, sans aucune prétention de l'imposer; mais nous ne voyons pas quelle autre explication on pourrait, en l'état actuel de nos connaissances, donner de l'action à distance du magnétiseur.

Cette puissance de la volonté, préconisée par nous, soulèvera, nous n'en doutons pas, l'incrédulité de nos adversaires; nous sommes cependant en bonne, en nombreuse compagnie, pour soutenir cette opinion et nous citerons les conclusions de la thèse du Dr Filassier (1), dont nous avons déjà parlé. On se rendra compte avec lui, de ce fait que la

---

(1) Filassier, *loc. cit.*

volonté, selon qu'elle est bien ou mal dirigée, peut produire des effets diamétralement opposés.

« 1°......

« 2° Pour déterminer ces phénomènes « [phénomènes magnétiques], il n'est pas « nécessaire d'y croire, d'avoir ce qu'on « nomme la foi ; il suffit de vouloir (condi- « tion du reste indispensable pour la mani- « festation d'un effet quel qu'il soit) ; mais « pour faire naître ceux-ci, il faut une volonté « énergique et durable. La volonté seule, « ainsi caractérisée, suffit, mais elle déter- « mine des crises graves et pénibles ; forte, « mais de plus, bienveillante, ses effets sont « plus salutaires et plus faciles ; ils le devien- « nent encore davantage, s'il se joint à la « volonté d'autres facultés.

« Le magnétiseur le plus puissant, sera « celui dont une volonté calme, faculté prin- « cipale, prend son appui dans une grande « fermeté, une conscience pure, un respect « religieux de la nature de l'homme, une « grande bienveillance, de l'amitié et une « belle santé physique. Les gestes décrits par « les magnétiseurs sous le nom de passes

« n'étant que les instruments de la volonté « et des autres facultés cérébrales, sont ce « qu'elles veulent qu'ils soient; ils répandent « leur action sur le magnétisé, ou le con- « centrent sur un de ses organes seulement.

« 3° De la part du magnétisé, la condition « indispensable est non pas la foi aux phéno- « mènes magnétiques, mais la faculté innée « de les éprouver. Cette faculté existe-t elle, « un magnétiseur habile les déterminera chez « le magnétisé, quelque opiniâtre que soit « son incrédulité, malgré toute sa volonté. « J'ajouterai, tirant ces conclusions non des « faits de la thèse mais de faits nombreux « que j'ai observés : cette faculté manque-t- « elle, toute la puissance du magnétiseur, « toute la force d'imagination du magnétisé, « la foi la plus vive, sont impuissants à les « faire naître.

. . . .

» 4° Les phénomènes produits sont des « crises affreuses, si l'action du magnétiseur « est énergique, mais dure, impérieuse, dé- « pouillée de sympathie; si le magnétisé est « incrédule et résiste. Si les circonstances

« sont favorables des deux côtés, la nature « des phénomènes est différente.

. . . .

La volonté (1), voilà donc le grand levier, dont *doivent* se servir les magnétiseurs. Nombreux, d'ailleurs, sont ceux de ces derniers qui partagent cette opinion; et nous donnerons pour en terminer avec cette question, quelques lignes d'un petit volume (2) que nous voudrions voir dans les mains de tous les étudiants magnétiseurs :

« Oui, à celui qui demande : « Comment « devient-on magnétiseur ? » nous répon- « dons : Chacun est magnétiseur ; mais pour « l'être dans les meilleures conditions pos- « sibles, aimez profondément l'humanité ; « soyez ému de ses souffrances et veuillez « énergiquement l'en soulager selon votre « pouvoir. Vous serez alors qualifié pour « devenir un véritable apôtre du magné- « tisme. »

---

(1) Voir APPENDICE : Note A, les procédés des *Barbaristes*.

(2) ROSEN-DUFAURE (Sophie) : *Le magnétisme curatif au foyer domestique*. Paris, 1883, p. 39.

Le sentiment de la puissance de la volonté est si fort chez cet auteur, qu'il déclare être possible, pour un magnétiseur, de soigner efficacement un malade, même s'il est momentanément indisposé lui-même, s'il sait *vouloir* retenir, en lui, les influences maladives et émettre un fluide vivifiant. Nous savons que les observations personnelles de Mme Rosen-Dufaure, lui permettent d'affirmer son opinion. Nous dirons cependant, qu'un magnétiseur, ne serait-ce que dans son intérêt personnel, ne doit, s'il est souffrant, soigner un malade que dans des cas absolument urgents.

V

RAPPORTS
DU
RAYONNEMENT FLUIDIQUE
AVEC
LES LOIS MAGNÉTIQUES

Nous aurions, ici, à conclure, si nous ne voulions citer encore des expériences spéciales, touchant le rayonnement du fluide magnétique, expériences dont le but est de montrer que ce fluide dirigé par la volonté du magnétiseur *peut confirmer les lois magnétiques, mais qu'il peut aussi les transgresser*.

Les jeunes magnétiseurs particulièrement, y auront une preuve de la puissance du fluide qu'ils mettent en œuvre, et une idée de ce qu'ils peuvent en obtenir en la dirigeant d'une volonté *ferme*.

Voyons d'abord, la confirmation de la loi

magnétique, par le fluide du magnétiseur.

La loi à laquelle nous faisons allusion est exprimée dans la neuvième proposition de Mesmer ainsi conçue : « Il se manifeste particulièrement dans le corps humain, des « propriétés analogues à celles de l'aimant ; « on y distingue des pôles également divers « et opposés, qui peuvent être communiqués, changés, détruits et renforcés ; le « phénomène même de l'inclinaison y est « observé. »

Cette proposition bien nette a donné le jour à la théorie de la polarité, et de nombreux magnétiseurs admettent que le fluide projeté par la main droite du magnétiseur, diffère de celui projeté par la main gauche. Certains sujets sensitifs reconnaissent, avec facilité, de quelle main ont été magnétisés les verres d'eau qui leur sont présentés, et il est intéressant de faire pratiquer cette expérience par des gauchers et des droitiers : la main gauche du gaucher devant projeter le même fluide que la main droite du droitier (1).

(1) Voir J. MAXWELL : *Les phénomènes psychiques*. Paris, 1904, pp. 118 et suiv.

Voilà donc les pôles établis, mais en continuant nos expériences, nous verrons que ces pôles peuvent être interchangés. Un magnétiseur peut, en effet, par sa volonté seule, déplacer les pôles et projeter par sa main gauche, le fluide qui n'est normalement projeté que par la main droite et vice versa. Cette expérience fort intéressante, et que nous conseillons de tenter, ne peut s'expliquer que par le rayonnement fluidique *volontaire.*

Nous pourrions insister encore sur ce que tous les exemples d'action du magnétisme à distance, par nous rapportés dans les pages précédentes, démontrent bien la vérité de la quatorzième proposition de Mesmer : « Son « action a lieu à une distance éloignée, sans « le secours d'aucun corps intermédiaire » — disons : intermédiaire tombant sous les sens ; mais, nous préférons passer et montrer le fluide magnétique violant maintenant une autre loi que l'on a voulu lui imposer.

Les magnétiseurs, pour aider à la guérison des maladies, se servent de différents corps qu'ils saturent de fluide. Les corps les plus employés sont de nos jours, l'eau et la ouate magnétisées.

L'eau se sature tellement de fluide qu'il a semblé aux observateurs, qu'elle pouvait en absorber indéfiniment, et ils ont déduit cette conséquence que l'eau était une barrière infranchissable, barrière que le fluide ne pouvait traverser. Cette barrière n'est cependant pas infranchissable pour le magnétiseur, car celui-ci peut le prouver par une expérience dont le dispositif est fort simple ; nous en devons la connaissance à M. Bouvier qui l'a souvent répétée devant le public de ses réunions hebdomadaires :

Vous prenez un bocal que vous remplissez d'eau ; vous immergez dans cette eau une bouteille contenant également de l'eau. L'opérateur magnétise, par les côtés du bocal, l'eau contenue dans la bouteille, *avec la volonté* formelle que l'eau du bocal ne conserve aucune trace de fluide et que, au contraire, l'eau de la bouteille en soit fortement chargée.

Or, si, une fois cela fait convenablement, on soumet l'eau du bocal et l'eau de la bouteille à l'examen de sujets sensitifs, qui ne savent rien de l'expérience tentée, ils indiquent toujours qu'une eau, celle de la bouteille, est magnétisée, tandis que l'autre eau, celle du bocal, ne contient, disent-ils, aucune trace de fluide appréciable pour eux. Cependant, encore une fois, ils ignorent l'expérience et ne peuvent savoir si l'eau qui leur est présentée vient de la bouteille, du bocal ou même, simplement naturelle, d'une fontaine quelconque.

Et si, d'ailleurs, l'eau était un obstacle infranchissable pour le fluide, comment expliquer cette observation, faite par un certain nombre de magnétiseurs et par nous-même, que l'action magnétique se trouvait non pas diminuée mais renforcée, lorsque les mains ont été plongées dans l'eau et que l'on magnétise ensuite les sujets, les mains humides encore.

Tous ceux qui ont fait cette expérience, ont pu, comme nous, remarquer que *toujours* les sujets sur lesquels ils agissaient, ressentaient une influence plus grande et à une distance plus considérable que lorsqu'ils opéraient les mains complètement sèches.

Or, tout cela est le renversement de cette

soi-disant barrière infranchissable opposée par l'eau au fluide magnétique, et le magnétisme parait avoir une ressemblance certaine avec l'aimant, si nous nous en rapportons au Père Kircher ; dans son travail sur l'aimant, en effet, il raconte qu'ayant mis des aimants dans une horloge d'eau, ces aimants obtinrent, au bout d'un certain temps, une vertu supérieure à celle qu'ils avaient eue jusqu'alors et « tous les jésuites mes confrè-« res — ajoute le Père Kircher — ont vu « cette expérience et peuvent l'affirmer ». (1)

---

(1) Cette ressemblance n'est pas la seule qui, selon nous, existe entre le magnétisme et l'aimant. En effet, de même qu'un corps aimanté diminue de poids, ainsi que l'ont constaté certains savants, une personne magnétisée souvent et longtemps perd à chaque fois du sien, *il y a tout lieu de le croire*. Si nous n'affirmons pas plus nettement, c'est que nous ne sommes pas encore assez sûr des résultats, mais nous reviendrons sur la question plus tard, lorsque nous pourrons apporter, fermement, les nombreuses preuves de ce que, pour le moment, nous considérons cependant déjà, comme l'expression de la vérité.

VI

CONCLUSIONS

Les faits que, dans les pages précédentes, nous avons cités à l'appui de l'existence du magnétisme animal, sont plus que suffisants pour démontrer que si l'Hypnotisme en est réduit aux actions hypnogènes physiques, psychiques, sensorielles, mécaniques et toxiques, et que si, croyant de cette façon anéantir définitivement son adversaire, il s'est emparé des procédés des magnétiseurs, il n'a pu, de par ses principes même, négateurs de tout fluide, s'approprier tous les procédés du Magnétisme animal. Malgré les moyens employés contre lui dans la lutte, ce dernier reste donc debout, et, nous le répétons, *il n'est pas téméraire d'espérer que la science transi-*

toire qu'est l'hypnotisme disparaîtra et que l'on en reviendra au fluide des magnétiseurs.

Au surplus, Morin, (1) ne nous a-t-il pas rappelé déjà que les magnétiseurs avaient, longtemps avant les savants, expérimenté souvent l'hypnotisme qu'ils regardaient comme une variété du magnétisme; « que les « journaux magnétiques s'en étaient occupés « et qu'enfin c'était pour l'école magnétique « une chose familière, à tel point, que l'hyp- « notisme figure dans le questionnaire conte- « nant l'énumération des matières élémen- « taires sur lesquelles doivent être interrogés « les candidats au grade de stagiaire dans la « Société du Mesmérisme de Paris ». Et, malicieusement, Morin n'a-t-il pas ajouté: « Encore quelques communications sembla- « bles et les Académiciens finiront par décou- « vrir le magnétisme et le somnambulisme ». (2)

Si donc, *avant les savants*, les magnétiseurs avaient étudié l'hypnotisme, ou plutôt les phénomènes classés sous ce nom, c'est bien qu'ils avaient, au cours de leurs tra-

(1) Morin : *Du magnétisme et des sciences occultes*. Paris, 1860.

(2) Voir Appendice, Note B.

vaux, remarqué certains phénomènes particuliers, auxquels ils s'étaient attachés plus ou moins, de même que, de nos jours encore, nous voyons des magnétiseurs, délaissant tous autres phénomènes, s'adonner à l'étude des phénomènes particuliers à un état magnétique spécial, ou plutôt, particuliers au sujet qu'ils expérimentent ; chaque sujet, en effet, par suite de ses aptitudes personnelles, présente des phénomènes spéciaux. Les hypnotiseurs n'ont donc rien inventé ! (1).

Si, ensuite, nous examinons le Magnétisme et l'Hypnotisme dans leur application humanitaire, c'est-à-dire dans les secours qu'ils peuvent apporter aux malades, nous voyons que les résultats obtenus sont bien différents suivant l'agent employé.

L'hypnotiseur ne pourra pas, à notre avis, assimiler par exemple l'action à distance du magnétiseur telle que nous l'avons décrite, à l'action à distance exercée par lui, hypnotiseur.

Effectivement, pour que l'action de l'hyp-

---

(1) Voir Appendice, Note C.

notiseur produise son effet, il faut que celui-ci veuille produire cet effet, sur un sujet déjà trié, choisi, endormi par lui-même le plus grand nombre de fois possible ; son action se bornera, au surplus, au sommeil imposé à son patient ; la volonté de l'opérateur ne sera exécutée que grâce à l'entraînement auquel cet opérateur se sera livré, et son action sera nulle s'il cherche à influencer une personne qui lui est inconnue.

Dans l'action à distance du magnétiseur, *au contraire*, le sujet n'a pas besoin d'être endormi, ne s'endort pas et, bien qu'il ne voie ni ne connaisse le magnétiseur qui, lui-même, ne voit ni ne connaît le sujet, l'effet voulu se produit.

Poussant plus loin les choses, nous pourrions dire que la pensée de l'hypnotiseur n'est qu'un rayonnement et que ce sont les ondes de cette volonté, exprimée fortement, qui sortant de l'opérateur vont impressionner le récepteur, c'est-à-dire le sujet ; et cela nous aménerait à conclure que l'hypnotiseur, en se servant d'un moyen qui ne rentre dans aucune des classes de procédés hypnotiques, fait du magnétisme *sans le vouloir ou sans le savoir.* Mais il faut se borner et nous ne dirons plus, maintenant, qu'un mot concernant les conséquences des pratiques magnétiques et des pratiques hypnotiques.

Sur ce point, il n'est certainement personne qui puisse sincèrement soutenir, sans réserve, les bienfaits de l'Hypnotisme ; tout autrement, nous voyons beaucoup de ses partisans mettre chacun en garde contre les pratiques hypnotiques qui, disent-ils, finissent par détruire, non seulement la santé morale du sujet en le privant souvent de son libre arbitre, mais aussi sa santé physique par suite de la paralysie trop souvent imposée à certains centres nerveux, et de la surexcitation trop souvent provoquée dans les autres centres. Son application n'a lieu le plus souvent, ainsi que nous le disions tout à l'heure, que dans des expériences de laboratoire.

Loin de là, le Magnétisme n'exerce sur le sujet, à l'étude ou soigné, aucune fâcheuse influence, et s'il ne guérit pas tous les malades, il les soulage, puisqu'il apporte à celui, dont il cherche à refaire la santé, des fluides sains et bienfaisants, qui rétablissent dans le malade l'équilibre sanitaire momentanément compromis.

Un chapitre récent de Filiâtre et Jacquemond, (1) nous apporte à l'appui de la chose, un instructif parallèle entre le traitement magnétique et le traitement hypnotique appliqués à diverses maladies telles que les affections cardiaques, les maladies de l'estomac, du foie, du système nerveux, etc.. Ces auteurs reconnaissent donc bien par là que Magnétisme et Hypnotisme sont deux sciences *bien différentes* l'une de l'autre. Dans notre Appendice nous donnons quelques-uns de ces traitements (2), qui permettront de bien voir la différence des procédés. Nous ne les donnons qu'à titre de simple curiosité, sans approbation ni improbation personnelles, faisant ici en passant deux remarques seulement, l'une générale, l'autre particulière.

La remarque générale est qu'en tous cas,

---

(1) Filiatre et Jacquemond. *Hypnothérapie générale et spéciale*, dans J. Filiatre : *Hypnotisme et magnétisme*. Saint-Etienne s. d. [1906].

(2) Voir Appendice, Note D.

dans les traitements magnétiques, les passes, les insufflations sont toujours dirigées sur l'organe malade avec gestes spéciaux, tandis que dans les traitements hypnotiques, un seul et invariable procédé est employé, la suggestion qui s'adresse au *moi* du malade et prétend lui imposer une modification des organes du corps qu'il anime.

La remarque particulière est celle de l'heureux désaccord qui existe entre l'opinion de Filiâtre et Jacquemond et les faits de guérison, à distance, de maladies infectieuses que nous avons rapportés dans nos exemples divers ; pour ces auteurs, le traitement magnétique a peu d'influence sur ces maladies, pour nous ces maladies arrivent au même rang que les autres devant le magnétisme, ainsi que l'affirment les tableaux synoptiques qui ouvrent notre Appendice.

La maladie n'étant — répétons-le pour les autres et ne l'oublions jamais nous-mêmes — *qu'un manque d'équilibre fluidique chez l'être qui souffre*, et tout mal étant, sinon guéri, du moins considérablement diminué par l'envoi, dans l'organisme déséquilibré, de fluides sains destinés à remplacer des fluides malsains, le magnétisme devrait occuper toujours *le premier rang* dans la thérapeutique et, contrairement à l'avis de Filiâtre et Jacquemond, nous le croyons *toujours* désigné pour la guérison ou, au moins, le soulagement des maux qui peuvent atteindre l'humanité, quels que soient ces maux. (1)

Mais revenons aux reproches faits à l'hypnotisme par ses fidèles eux-mêmes, et qu'il nous semble utile d'indiquer, fut-ce d'une façon sommaire :

L'hypnotisme peut se prêter aux pires choses, à la violation des règles de la morale et de l'honnêteté, parce que le sujet n'est plus qu'un automate entre les mains de son hypnotiseur, disent certains savants et non des moindres, dont pour éviter l'accusation de parti pris, nous répétons simplement les paroles : « L'hypnotisme est dangereux, « immoral, parce que sous l'influence du « sommeil hypnotique, vous pouvez impu- « nément obliger certains sujets à vous signer « des billets, à reconnaître des dettes qu'ils

(1) Voir Appendice, Note E.

« n'ont point faites, à tester en votre faveur, à « se suicider ; vous pouvez abuser de la « femme la plus vertueuse, la pousser à la « prostitution ; vous pouvez faire tuer et voler « à votre profit, et les conditions dans les- « quelles une personne hypnotisée commet « un crime, qu'il soit vol ou assassinat, revê- « tent un caractère spécial qui lui assure « presque nécessairement l'impunité. Nom- « breux ont été par le passé, nombreux sont « encore à l'heure actuelle les crimes dont « les auteurs véritables échappent à la justice « qui, par ses jugements n'atteint que des « instruments aveugles, inconscients, partant « irresponsables. Oui, dans le sommeil hyp- « notique, comme l'a prouvé par des argu- « ments péremptoires le Dr Charles Fourneaux, « l'avortement sans douleur et sans crainte « du tribunal est possible ».

Tels sont, en résumé, les reproches faits à l'hypnotisme : nous devons dire cependant que d'autres voix se sont élevées pour sa réhabilitation et lui décerner un brevet d'innocuité. L'une de ces voix, celle du professeur Pitres croyons-nous, affirme que si l'on ordonne à certains sujets hypnotisés, d'exécuter, à l'état de veille, des actions qui répugnent à leur conscience, ces sujets déclarent formellement qu'ils ne veulent pas obéir et qu'ils ne se laisseront pas éveiller si on ne leur affirme, auparavant, qu'ils n'auront pas à exécuter l'ordre proposé. Si l'ordre est maintenu, il est impossible de les réveiller et ni le souffle sur les yeux, ni la compression ovarienne, ne font cesser le sommeil. Un savant raconte qu'un de ses sujets se laissait volontiers transformer en officier par la suggestion, mais refusait d'être changé en prêtre.

Quoi qu'il en soit, de graves reproches ont été faits à l'hypnotisme, et ces reproches, nous devons le faire remarquer avec insistance, *ne peuvent être adressés au magnétisme.*

Dans le sommeil magnétique, en effet, le sujet ne devient pas la chose de l'opérateur, il reste lui-même, il reste son maître, et nous avons souvent eu l'occasion de remarquer que toute tentative de suggestion de notre part, sur le sujet soumis à notre étude, restait sans résultat, et il n'était pas même besoin, pour que la suggestion fut sans effet, qu'elle froissât la conscience des sujets, car nous avons vu certains de ceux-ci résister aux suggestions les plus bénignes et les moins choquantes. Nous nous rappelons, par exemple, avoir eu sous les yeux une jeune fille qui refusa absolument de répondre au prénom de Sophie au lieu de Marie qui était son prénom véritable. Notre opinion, au surplus, est basée sur l'examen de tous les sujets que nous avons eu l'occasion d'étudier personnellement : et cet examen n'a été — disons-le pour rendre à chacun ce qui lui appartient — que la constatation expérimentale des paroles de Deleuze (1) écrivant au sujet du somnambule : « Il est soumis à la « volonté de son magnétiseur pour tout ce « qui ne peut lui nuire et pour tout ce qui ne « contrarie pas, en lui, les idées de justice et « de vérité. »

N'est-il pas inutile maintenant, pour ceux qui nous ont fait l'honneur de nous suivre, de dire combien gravement est erronée la

---

(1) Deleuze : *Instructions pratiques sur le magnétisme animal*. Paris, 1825.

définition de Filiâtre (1), lorsqu'il désigne par magnétisme « la modalité de l'énergie « différente de la chaleur et de l'électricité, « qui par la relation de cause à effet, pro- « duit dans l'hypnotisme, en dehors de la « suggestion, les phénomènes étudiés. »

Pour nous, *l'histoire et les faits l'attestent,* l'Hypnotisme n'est qu'un rejeton stérile du Magnétisme qui, au lieu de mériter l'ombre dans laquelle ses adversaires voudraient le repousser et le voir dépérir, lui, le vieil arbre maître, *a conservé et conserve encore par ses fruits merveilleux, généreusement donnés à tous, bons et sains toujours, le droit de vivre à la première place, en plein soleil.*

Terminons par une comparaison heureuse, et synthétique d'une grande partie de notre travail, que nous empruntons à un ouvrage — non mis dans le commerce — traitant, au passage, des sommeils magnétique et hypnotique : « L'hypnotisé y est mené

---

(1) FILIATRE : *Hypnotisme et magnétisme.* Saint-Etienne, s. d. [1906].

« brutalement par un choc violent, tandis « que le magnétisé est pénétré beaucoup « plus doucement et naturellement.

« Dans le magnétisme on ouvre la porte, « dans l'hypnotisme on l'enfonce (1). »

(1) Voir Appendice : Note F.

OUVRAGES CONSULTÉS

BELFIORE (Dr) : *Magnetismo e ipnotismo.* Milan 1903.

BERNA (Dr) : *Thèse présentée et soutenue à la Faculté de Médecine de Paris, le 24 Février 1835.*

BERNA (Dr) : *Examen et réfutation du rapport de M. Dubois, d'Amiens.* Paris 1838.

[CAULLET DE VEAUMOREL] : *Aphorismes de Mesmer.* Paris 1785.

CHARPIGNON (Dr) : *Physiologie, médecine et métaphysique du magnétisme.* Paris 1848.

DEL*** : *De la philosophie corpusculaire ou des connaissances et des procédés magnétiques chez les divers peuples.* Paris 1785.

DOPPET : *Traité théorique et pratique du Magnétisme animal.* Turin 1784.

DU POTET (Bon) : *Manuel de l'Etudiant magnétiseur.* Paris 1868.

DUPOUY (Dr E.) : *Psychologie morbide.* Paris 1907.

FILASSIER (Dr) : *Thèse présentée et soutenue à la Faculté de Médecine de Paris, le 30 Août 1832.*

FILIATRE (J.) : *Cours complet d'Hypnotisme pratique.* Saint-Etienne s. d. [1906].

FILIATRE ET JACQUEMOND : *Hypnothérapie générale et spéciale* [Dans le précédent].

FLOURNOY (Profr) : *Chorégraphie somnambulique.* Genève 1904.

FOURNEL (Avocat) : *Mémoire pour M. Charles-Louis Varnier, Docteur régent . . . . appelant d'un décret de la Faculté contre les Doyen et Docteurs de la dite Faculté, intimés.* Paris 1785.

GUIDI : *Magnetismo.*

HÉNIN DE CUVILLIER (Bon d') : *Archives du Magnétisme animal.* Paris 1820-1823.

HERVIER (Ch.) : *Théorie du Mesmérisme.* Paris 1817.

KIRCHER (A.) : *Magnes sive de arte magnetica.* Rome 1654.

LAFONTAINE : *Mémoires d'un magnétiseur.* Paris 1867.

LAPPONI (Dr J.) : *Hypnotisme et spiritisme.* Paris 1907.

MAXWELL (Dr J.) : *Les Phénomènes psychiques.* Paris 1904.

MOILIN (Dr) : *Traité élémentaire de magnétisme.* PARIS 1869.

MORAND (Dr) : *Le Magnétisme animal.* Paris 1889.

MORIN (A. S.) : *Du Magnétisme et des sciences occultes.* Paris 1860.

MOUTIN (Dr) : *Le Magnétisme humain.* Paris 1907.

PÉTÉTIN Père (Dr) : *Electricité animale.* Paris-Lyon 1808.

ROCHAS (A. DE) : *Les Sentiments, la Musique et le Geste.* Grenoble 1900.

ROSEN-DUFAURE (Sophie) : *Le Magnétisme curatif au foyer domestique.* Paris 1883.

SOCIÉTÉ D'HARMONIE D'OSTENDE : *Système raisonné du magnétisme universel d'après les principes de Mesmer.* Ostende 1786.

X. : *Appel au Public sur le magnétisme animal ou projet d'un journal*, etc. 1787.

PÉRIODIQUES

Annales des Sciences psychiques. Paris.

L'Hermès. Paris 1826-1829.

Journal du Magnétisme. Genève 1877-1878.

Le Magnétiseur. Genève 1859-1872.

APPENDICE

TABLEAUX SYNOPTIQUES

DES

EXEMPLES DE CURES A DISTANCE

Rapportés IV, 4°

MALADES ADULTES

Noms	Domicile	Ages	Maladies	Connus ou Inconnus du Magnétiseur	Soignés par	Antérieurement Magnétisés ou non	Ignorance ou connaissance de l'action tentée	Résultats
G....	Lyon	53 ans	Bronchite chronique	inconnu	M. Bouvier 2 fois Sujet 1 fois	non	connaissance, mais ignorait l'heure	Guérison
A. G.	Alger	inconnu	Supposé phtisique	inconnue	Sujet en sommeil	non	ignorance la 1e fois connais. les autres	Amélioration
R....	Alger	13 ans	Paralysie	inconnue	Sujet en sommeil	non	ignorance	Action ressentie
B....	Lyon	17 ans	Angine	connue	M. Bouvier	oui	connaissance	Amélioration
R....	Lyon	48 ans	Névrose, maladie de cœur et des reins	inconnue	M. Bouvier	non	ignorance la 1e fois connais. les autres	Amélioration
V....	Lyon	44 ans	Phlébite	connue	M. Bouvier	oui	connaissance	Amélioration
F....	Lyon	57 ans	Maladie d'estomac	inconnue	M. Bouvier	non	s'en doutait, son fils devant venir chez M. Bouvier	Amélioration
C....	Roanne	36 ans	Gastro-entérite	connu	M. Bouvier	oui	connaissance	Amélioration énorme
P....	Villeurbanne	46 ans	Maladie de moelle épinière	connu	Sujet en sommeil	oui	ignorance la 1e fois connais. les autres	Amélioration
F....	Lyon	55 ans	Crises nerveuses Maladie de cœur	inconnue	Sujet en sommeil	non	ignorance	Amélioration énorme
G....	Villeurbanne	39 ans	Bronchite	connue	Sujet en sommeil	oui	connaissance	Amélioration
M....	Lyon	43 ans	Grippe	connue	Sujet en sommeil	oui	connaissance	Amélioration
E....	Lyon	inconnu	Fièvre, Névralgie	inconnue	Sujet en sommeil	non	ignorance	Amélioration

ENFANTS EN BAS AGE

Noms	Domicile	Ages	Maladies	Connus ou Inconnus du Magnétiseur	Soignés par	Antérieurement Magnétisés ou non	Ignorance ou connaissance de l'action tentée	Résultats
P....	Lyon	10 mois	Coqueluche	inconnue	Sujet en sommeil	non	ignorance	Amélioration
L....	Lyon	4 ans	Fièvre	connue	M. Bouvier	oui	ignorance	Guérison
M...	Lyon	6 ans	Transport au cerveau	inconnue	Sujet en sommeil	non	ignorance	Guérison
D....	Lyon	15 mois	Fièvre, Tumeur	inconnu	Sujet en sommeil	non	ignorance	Guérison
B....	Lyon	2 ans	Coqueluche, Entérite	inconnu	M. Bouvier	non	ignorance	Amélioration
H....	Lyon	3 ans	Coqueluche	inconnu	Sujet en sommeil	non	ignorance	Guérison
R....	Lyon	30 mois	Coqueluche, Entérite	inconnu	M. Bouvier	non	ignorance	Amélioration énorme
C....	Lyon	inconnu	Angine	inconnue	Sujet en sommeil	non	ignorance	Amélioration énorme
M...	Givors	28 mois	Fièvre typhoïde	inconnu	M. Bouvier	non	ignorance	Amélioration énorme

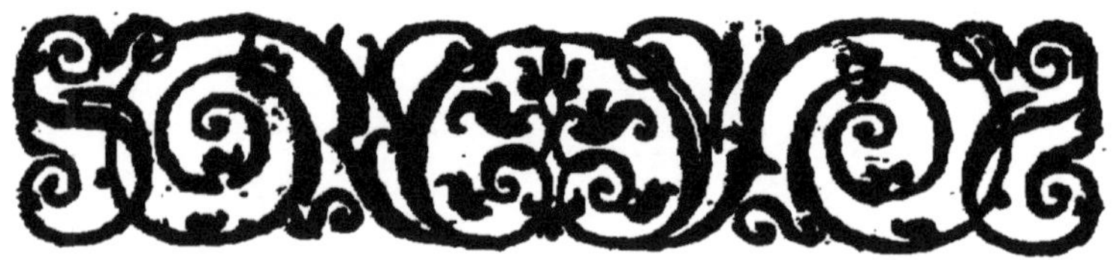

APPENDICE

Note A

Lorsque Mesmer eut réuni autour de lui un certain nombre d'élèves et leur eut expliqué ses principes, chacun de ceux-ci s'empressa de se former un système adapté à ses goûts personnels et à son éducation. Nous ne parlerons ni de d'Eslon, ni de de Puységur, ni de tant d'autres, dont les noms et les travaux sont connus de tous ; nous sortirons seulement de l'oubli où il est tombé, un des disciples de Mesmer, dont beaucoup de magnétiseurs même, ignorent le nom.

Cet élève, le Chevalier de Barbarin, eut, cependant, une notoriété suffisante pour faire école, et nous en avons la preuve dans les trois sections dont se composaient à cette époque, les « Sociétés d'Harmonie » : ces trois sections s'appelaient, en effet, les *Mesméristes*, les *Puységuristes* et les *Barbarinistes*.

Le Chevalier de Barbarin n'attachait que peu d'importance aux procédés physiques de Mesmer ; il pensait que la puissance du magnétisme gisait dans une volonté forte, déterminée, réciproque et exprimée par les mouvements analogues à l'impression et au désir du magnétiseur.

Il s'était fait, en conséquence, une méthode basée sur le mesmérisme, mais dépouillée des pratiques auxquelles Mesmer avait été amené par l'observation des courants des pôles, et il y avait ajouté une moralité qui fait agir les âmes les unes sur les autres.

Les procédés des Barbarinistes étaient très simples. Selon eux, il fallait se recueillir et diriger une volonté forte pour guérir le malade. Ils magnétisaient ordinairement seul à seul, sans observer les courants et les pôles, et sans toucher, mais suivaient la direction des nerfs et se servaient de conducteurs tels que les bouteilles armées, les pointes de fer.

En cas d'échec, ils avaient de nouveau recours aux forces morales ; ils invoquaient l'aide de la Divinité.

Le Chevalier de Barbarin magnétisait à distance, mais il croyait indispensable que le magnétiseur et le malade eussent été au moins une fois en rapport (1).

Combien de magnétiseurs de nos jours exercent leur influence d'après ces principes ! Que de Barbarinistes sans le savoir !!

A titre de curiosité, nous donnons le texte de deux diplômes, délivrés par la Société d'Harmonie, que nous avons

---

(1) Société de l'Harmonie d'Ostende : *Système raisonné du magnétisme universel, d'après les principes de M. Mesmer*. Ostende, 1786.

trouvés dans le petit ouvrage faisant mention du Chevalier de Barbarin :

PATENTE POUR TRAITER

Vu l'attestation des Commissaires-examinateurs :

Le Comité de l'Harmonie a inscrit au nombre des magnétiseurs M..., lui a permis en conséquence, comme il lui permet, par ces patentes, de traiter les malades qui s'adresseront à lui, par les moyens qui lui ont été confiés et même de tenir un traitement public, à charge par lui, de se conformer en tous points, aux règlements qu'il a signés.

Fait et signé au Salon de l'Harmonie d'Ostende, ce.....

PATENTE POUR ENSEIGNER

Vu l'attestation des Commissaires-examinateurs :

Le Comité de l'Harmonie de... a conféré à M... la permission d'enseigner la doctrine du magnétisme animal, et lui a fait expédier le présent brevet.

Fait et donné au Salon de l'Harmonie d'Ostende, ce.....

Suivant le cérémonial de l'examen, lors de la réception, le Directeur de la Société disait à l'initié : « Veuillez le bien, allez et guérissez. »

Note B

On nous reprochera peut-être d'avoir fait de l'archéologie magnétique ; nous acceptons volontiers ce reproche car, à notre avis, on ne fouille pas assez dans la littérature si intéressante des discussions magnétiques de la fin du XVIIIe siècle. C'est, en effet, en parcourant les auteurs de cette époque qu'apparaissent très nettement observés, à chacune de leurs pages, les phénomènes qui, de nos jours encore, viennent nous étonner. Ils n'en donnent pas, certes, l'explication, mais souvent, après les avoir pressentis, ils ont posé le point d'interrogation qui, depuis, a servi de clef aux chercheurs pour entr'ouvrir la porte du mystère.

Un exemple suffira pour appuyer ce que nous avançons :

Nous trouvons dans la quinzième proposition de Mesmer que « l'action du magnétisme animal est communiquée, « propagée, augmentée par le son », et c'est cette proposition qui a dû pousser Guidi à étudier cette particularité du fluide magnétique ; nous avons, dans l'un des traités que ce célèbre magnétiseur italien écrivait vers 1850, le compte-rendu des expériences faites par lui, et il nous montre l'influence de la musique et de la diction sur son sujet.

Lafontaine (1) raconte qu'une de ses malades paralysée des deux jambes, mise en état de somnambulisme, entendit de la musique dans une chambre voisine de celle où elle se trouvait, se leva, se rendit dans cette pièce et se dirigea vers le piano. Cette apparition effraya la pianiste qui cessa de jouer ; la malade s'affaissa de suite sur elle-même. Sur l'ordre de Lafontaine la musique fut reprise, la somnambule se releva et entra en extase.

Ces observations furent assez superficielles, mais le magnifique travail du Colonel de Rochas (2) et les essais plus récents de MM. Flournoy (3) et Magnin (4), nous donnent de l'influence de la musique et de la diction, sur les sujets sensitifs, une étude des plus fouillées et des plus scientifiques.

Ce simple rapprochement d'une proposition de Mesmer, avec les travaux de Guidi, de Lafontaine, de de Rochas, de Flournoy et de Magnin, montre ce que l'on peut tirer des points d'interrogation posés par nos devanciers.

On trouve la trace de l'influence de la musique sur une somnambule, jusque dans les romans de la deuxième moitié du XIXe siècle, par exemple dans : *Une possédée en 1862*, par Mlle Juliard (Paris, 1862).

---

(1) *Le Magnétiseur. Journal du magnétisme animal*, publié par Lafontaine. Genève (avril 1860, p. 24).

(2) A. DE ROCHAS : *Les Sentiments, la Musique et le Geste*. Grenoble, 1900.

(3) FLOURNOY : *Chorégraphie somnambulique*. Genève, 1904.

(4) E. MAGNIN : *L'Art et l'Hypnose*. Genève et Paris, s. d. [1907].

Note C

De tout temps, les magnétiseurs ont étudié les phénomènes particuliers qui se présentaient devant eux, pendant leurs expériences. C'est ainsi que le somnambulisme fut découvert par Mesmer et de Puységur, avant d'être transformé, par la science officielle, en *hypnotisme*.

De Puységur, et d'autres magnétiseurs, ont étudié chez certains sujets la faculté, possédée par ceux-ci dans l'état de sommeil somnambulique, de reconnaître les maladies dont ils étaient frappés, des remèdes à y apporter, des crises qui devaient se produire et du temps nécessaire à leur guérison. Cette faculté, que les magnétiseurs avaient appelée *clairvoyance*, est devenue l'*autoscopie* du Dr Sollier et des savants.

Voici, pour appuyer notre affirmation, l'avis d'un homme dont personne, croyons-nous, n'osera suspecter la compétence et la science.

« Ces deux phénomènes — dit A. de Rochas (1) — ont été

---

(1) A. de Rochas : *Etat actuel de la Science psychique* [dans *Les Pionniers du spiritisme en France*, pp. 150, 151]. Paris, 1906.

« fréquemment observés, surtout dans la première moitié « du XIXe siècle, par des hommes de haute valeur, tels que « le marquis de Puységur, maréchal de camp d'artillerie ; « Noizet, général de division du génie ; Deleuze, admi- « nistrateur du Muséum, à Paris ; le Dr Bertrand, « ancien élève de l'Ecole Polytechnique ; le Dr Charpignon, « d'Orléans, etc. Aujourd'hui, on les rencontre plus rare- « ment, soit qu'on mette moins de soin à les rechercher et à « les développer, soit que les facultés des sensitifs varient « avec les époques. La plupart des sujets que j'ai étudiés « possédaient la faculté de voir à l'intérieur non seulement de « leur propre corps, mais encore de ceux avec qui je les « mettais « en rapport » ; mais aucun d'eux n'a possédé « l'instinct des remèdes.

« Quelques médecins de la nouvelle école sont en train de « redécouvrir cette vue des organes intérieurs en la bapti- « sant d'un nom nouveau, l'*autoscopie ;* naturellement, ils « l'attribuent à l'hystérie, maladie commode qui embrasse « dans ses manifestations tout ce qu'on ne sait pas expli- « quer. »

Nous citerons, en outre, la Note P, d'une brochure éditée en 1787 (1), constatant la connaissance possédée par les magnétiseurs du XVIIIe siècle, de tout ce qui constitue le phénomène de cette soi-disant découverte de nos contemporains.

« Il y a — lisons-nous dans cet *Appel au public* — des som- « nambules magnétiques qui, quoique absolument dépourvus,

(1) *Appel au public sur le Magnétisme animal ou projet d'un journal...* etc., 1787, p. 84.

« dans leur état naturel, d'aucune notion sur le magné-
« tisme, sur la médecine, sur l'anatomie, sur la physique
« et sur la métaphysique, s'expliquent cependant sur ces
« matières intéressantes, d'une manière à étonner et à
« confondre les gens qui se croient bien savants ; ce n'est
« pas une raison pour rejeter ou négliger leurs lumières,
« c'en est une plutôt de les apprécier, surtout quand elles
« se montrent sans être excitées.

« Il ne faut pas croire cependant que les somnambules
« soient tous également bons et clairvoyants ; le plus grand
« nombre n'a que les notions nécessaires pour se traiter et
« pour conseiller sur d'autres malades ; il y en a même
« plusieurs qui ne les acquièrent que successivement ; tous
« autres faits plus surprenants, plus étendus sont assez rares.
« Ils existent cependant et l'on en trouve des exemples dans
« le journal du traitement magnétique de la Dlle N. et dans
« celui de Mme B. par M. T. D. M. En général, la clair-
« voyance des somnambules et la confiance qu'ils méritent,
« dépendent beaucoup de la prudence des magnétiseurs
« dans la manière de les traiter. Il est essentiel de ne pas se
« tromper aux crises imparfaites, et de n'y donner que de
« justes conséquences.

« La comparaison qui a été faite entre les sujets plus
« ou moins instruits dans leur état naturel, a fait con-
« naître qu'ils étaient également susceptibles d'acqué-
« rir des lumières en état de crise et que la seule différence
« entre eux consistait en ce que les plus instruits, les plus
« familiarisés avec les sciences, s'en expliquaient en des
« termes plus choisis ou plus propres à la chose, et que de
« leur propre mouvement, ils combattaient souvent des

« opinions généralement reçues dont ils avaient connais-
« sance, au lieu que les moins instruits se bornaient à
« répondre aux questions, sans prévention, sans commen-
« taire, mais d'une manière satisfaisante. On a beau dire,
« cela n'est pas possible, cela n'est pas croyable et partir
« de là pour amuser les plaisants aux dépens des penseurs,
« ce pyrrhonisme sans examen ne procure, ne détruit, ne
« peut rien contre des faits réels et une conviction bien
« acquise.

« Le plus ou moins de clairvoyance en crise, exerce encore
« les scrutateurs de cet état extraordinaire. On est bien
« éloigné de pouvoir déjà rendre raison de tous les effets
« singuliers qu'il présente. On ne peut non seulement s'en
« promettre à l'avance, tels que l'on en cite dans cet
« écrit, ni même répondre de répéter avec succès des expé-
« riences déjà obtenues; on n'est pas même assuré de faire
« tomber des malades en cet état de crise. La grande
« quantité de guérisons opérée par le magnétisme, sans
« que le somnambulisme ait eu lieu, peut faire penser que
« la nature ne le procure facilement que selon le besoin
« de la maladie, ou plus absolument que selon certaines
« dispositions réciproques, convenables et nécessaires dans
« le malade et son magnétiseur.

« L'expérience nous apprend tous les jours quelque chose
« de neuf, et, pour ainsi dire, dans chaque malade ; ce n'est
« donc que de l'expérience que l'on doit attendre plus
« d'éclaircissements et plus d'instruction. »

Cette note, nous l'avons dit, date de 1787 et le monde savant pousse de nos jours des exclamations d'étonnement en lisant l'ouvrage du Dr Sollier.

Pour nous éviter de nombreuses citations, nos adversaires pourront se reporter soit aux : *Observations adressées à MM. les Commissaires chargés par le Roi de l'examen du Magnétisme animal ; sur la manière dont ils y ont procédé et sur leur rapport, par un médecin de province* (Londres et Paris, 1784), soit au : *Prospectus d'un nouveau cours théorique et pratique de Magnétisme animal, réduits à ses principes simples de Physique, de Chymie et de Médecine*, de WURTZ, *D^r en médecine*..... etc. (Strasbourg, 1787.)

La médecine *transplantatoire* du XVIIIe siècle a donné naissance aux études poursuivies, dans le même sens, par des savants nos contemporains, qui ont fait des observations de transfert des maladies d'un malade sur une autre personne.

Loin de diminuer en rien le mérite des travaux des magnétiseurs, tout cela ne prouve qu'une chose, c'est que malgré le discrédit jeté par les savants sur les observations de ces mêmes magnétiseurs, ils n'hésitent pas à y puiser largement ; mais ils ont le tort de ne pas avouer leurs emprunts et de les décorer d'un nom que le vulgaire ne comprend pas.

NOTE D

TRAITEMENTS MAGNÉTIQUE ET HYPNOTIQUE COMPARÉS d'après l'*Hypnothérapie générale et spéciale* de J. FILIATRE ET JACQUEMOND (1).

Affections cardiaques

Traitement magnétique.

Placez le malade la poitrine découverte, et faites avec la main droite des passes en demi-cercle comme suite aux insufflations chaudes.

Terminez par quelques passes générales.

Traitement hypnotique.

Le sujet endormi (si les suggestions faites à l'état de veille n'ont pas de succès), vous combattez, par des suggestions appropriées au cas spécial, chacune des manifestations douloureuses du malaise.

---

(1) J. FILIATRE : *Cours complet d'hypnotisme. Hypnotisme et Magnétisme. Somnambulisme. Suggestion et télépathie. Influence personnelle.* Saint-Etienne, s. d. [1906], pp. 349 et suiv.

Anémie — Chlorose

Traitement magnétique.

Les passes générales employées dans ce cas ne sont en quelque sorte que des massages d'autant plus efficaces que c'est le fluide vital même d'un individu sain qui vient régénérer le sang pauvre du malade.

Traitement hypnotique.

Endormez le sujet avec le plus de précaution possible. Vous lui suggérez ensuite qu'à son réveil tous et chacun de ses organes auront repris leur fonction normale, que pendant trois jours, aux heures qu'il vous plaira fixer, il se sentira un violent appétit, qu'il satisfera en mangeant de préférence des œufs crus, des purées de haricots blancs et de pommes de terre, des biftecks saignants...

Vous ajoutez que, pendant le même laps de temps, il se sentira le soir une envie irrésistible de dormir et que son sommeil sera calme.

Recommencez en fixant des délais de plus en plus longs jusqu'à la guérison complète, qui, d'habitude, n'exige pas plus de deux ou trois séances.

Dyspepsie

Traitement magnétique.

Faites coucher le patient sur le dos, horizontalement autant que possible, c'est-à-dire la tête dans le même plan que le corps. Faites des insufflations froides, puisqu'il s'agit d'inflammations, et commencez vos passes spéciales quelques centimètres au-dessus du siège du mal, que vous arrêtez vers les hanches, en secouant les mains après chaque passe.

Frictionnez vivement l'estomac de la main droite, sans toutefois presser trop fort, car ces régions sont très sensibles. Terminez par quelques passes générales.

Chaque séance demande une vingtaine de minutes; dans les cas graves, faire deux séances par jour.

Traitement hypnotique.

Transformez l'idée d'attraction irrésistible vers les matières nutritives défendues en désir à l'endroit des matières bienfaisantes, et faites disparaître les symptômes douloureux, ce qui est toujours facile par la suggestion.

Gastralgie

Traitement magnétique.

Le même que pour la dyspepsie.

Traitement hypnotique.

... Combattez par des suggestions appropriées les symptômes douloureux.

Ne pas oublier surtout d'enlever au sujet ses idées noires.

Gastrite

Traitement magnétique.

Le même que pour la dyspepsie et la gastralgie.

Traitement hypnotique.

Le même que pour la dyspepsie et la gastralgie.

Cancer

Tumeurs stomacales — Ulcères gastriques

Traitement magnétique.

Le malade commodément couché sur le dos, faites des passes après les insufflations d'air chaud, en commençant un peu au-dessus de la partie atteinte, pour vous arrêter un peu en dessous, et

Traitement hypnotique.

Vous endormez profondément le sujet et, après lui avoir enlevé les souffrances qu'il éprouve, vous suggérez : « *Vous êtes bien, votre tumeur est tout à fait bénigne, elle a une tendance pro-*

continuez pendant une vingtaine de minutes au moins, en secouant vos mains.

Ces passes doivent être lentes et légères ; si vous appuyez trop, au moins dès les premières, vous causerez de vives douleurs au malade, qui a une sensibilité extrême dans toute la région atteinte.

Continuez sans vous décourager jusqu'à guérison complète.

noncées à disparaître... Je vais compter trois, et vous n'en aurez plus conscience.

Continuez le traitement jusqu'à guérison complète.

Affections intestinales — Constipation

Traitement magnétique.

Le malade étant étendu horizontalement, le ventre découvert, vous faites des insufflations et les applications chaudes des mains.

Vous continuez ensuite par des frictions circulaires sur le ventre (de gauche à droite). Après les passes générales de la fin, vous recommandez à votre patient de consommer beaucoup de

Traitement hypnotique.

Vous endormez le malade et vous lui faites les suggestions qu'exige son état.

fruits et de boire chaque matin, à son lever, un verre d'eau fraîche.

Affections du foie

Traitement magnétique.

Faites des passes longitudinales dans la région atteinte et massez l'organe souffrant.

Traitement hypnotique.

Eulevez par suggestion la douleur.

Affections des reins

Traitement magnétique.

Servez-vous des passes longitudinales prescrites plus haut, auxquelles vous unissez de vigoureuses frictions à l'alcool sur la partie atteinte.

Traitement hypnotique.

Ramenez l'organe à ses fonctions normales par la suggestion. Insistez sur ce fait qu'après l'éveil cet état se continuera.

Rhumatisme

Traitement magnétique.

En cas de rhumatisme inflammatoire..., après avoir placé le malade commodément, découvert autant que possible le trajet de la douleur et fait une série

Traitement hypnotique.

Après avoir profondément endormi le malade, vous essayez de rendre au membre souffrant toute sa souplesse au moyen de suggestions spéciales.

d'insufflations froides, vous continuez par des passes spéciales faites sur la partie souffrante, si le malade peut supporter le contact direct ; à une légère distance, dans le cas contraire, et continuer jusqu'aux extrémités, s'il s'agit d'un membre. Il faut avoir soin de se refroidir les mains de temps en temps, au moyen de glace ou d'eau fraîche à son défaut.

S'il n'y a pas d'inflammation, transformez vos insufflations froides en insufflations chaudes, et faites vos passes sans chercher à vous refroidir.

La séance, dont la durée maxima est d'une quinzaine de minutes, se termine par quelques passes générales.

Paralysie

Traitement magnétique.

Faites des frictions le long de la colonne vertébrale pendant cinq ou six minutes

Traitement hypnotique.

Endormez le malade très profondément. Faites exécuter dans le sommeil des par séance. Massez ensuite complètement les régions affectées et aussi vigoureusement que le patient pourra supporter, en ayant soin de vous attacher surtout aux articulations.

Terminez par une lotion à l'alcool et ordonnez au malade de remuer le bras ou la jambe, d'un ton qui ne souffre pas de réplique.

Essayez, après le quatrième essai, d'obtenir un travail d'abord léger, puis de plus en plus considérable du membre paralysé.

Continuez jusqu'à complète guérison sans jamais vous lasser, le traitement de la paralysie étant des plus longs et des plus délicats.

mouvements avec les membres malades.

Suggérez ensuite, avec insistance, qu'après le réveil l'état de mieux se continuera.

Affections des yeux

Traitement magnétique.

Après avoir recommandé au malade de fermer les yeux et fait quelques insufflations chaudes, exercez une

Traitement hypnotique.

Endormez le malade et faites les suggestions relatives à son état.

pression sur les globes oculaires et faites des passes latérales partant des tempes et se dirigeant vers la racine du nez.

Maladies des oreilles

Traitement magnétique.

S'il s'agit d'un malaise n'attaquant qu'une seule oreille, faites des passes demi-circulaires à l'endroit où l'oreille adhère à la tête, près du rocher, du côté atteint.

Dans le cas d'affection double, exercez le même traitement, mais des deux côtés. Frappez ensuite légèrement le pavillon près de l'entrée du conduit auditif.

Traitement hypnotique.

Faites au malade les suggestions que vous croirez propres à améliorer son état.

Névralgies

Traitement magnétique.

Installez votre patient d'une façon à la fois commode pour vous et peu fatigante pour lui.

La position couchée est

Traitement hypnotique.

Endormez le sujet le plus profondément possible.

Suggérez-lui qu'il est très bien, qu'il ne souffre plus du tout et que cette impression indispensable pour le traitement de la névralgie intercostale ; la position assise sur une chaise à dossier élevé peut suffire dans le cas de névralgie faciale ou dentaire. Il faut, en tous cas, que la partie malade soit à découvert autant que possible.

Recommandez au malade de fermer les yeux et, avant de commencer vos insufflations, appliquez pendant deux minutes vos mains réunies sur la partie malade. Il est nécessaire que, pour cette application, vos mains soient chaudes ; frottez-les donc vivement pendant quelques minutes avant de la tenter.

Faites ensuite vos insufflations d'après les principes donnés dans l'hypnothérapie spéciale ; s'il s'agit d'une névralgie dentaire, insufflez l'air chaud dans l'oreille.

Continuez par des passes spéciales pendant une quinzaine de minutes, en ayant bienfaisante se continuera après son réveil pendant quatre ou cinq jours.

Il n'est pas nécessaire de vouloir obtenir la cure radicale, car le traitement durerait plusieurs séances, et les névralgies sont des malaises passagers dont chaque crise dure tout au plus deux ou trois jours.

Toutefois, lorsque la névralgie est causée par une dent cariée et se manifeste fréquemment, on peut tenter l'avulsion dentaire par suggestion.

Vous suggérez : *Votre dent malade a disparu complètement... On vient de vous l'enlever... A votre réveil, vous n'en aurez même plus le souvenir...*

Eveillez ensuite d'après une des méthodes indiquées.

soin de les commencer deux doigts environ au-dessus de l'organe atteint, de ne les arrêter que deux doigts au-dessous de la partie souffrante et de vous secouer les mains après chacune d'elles. Terminez par quelques passes générales.

Consomption — Langueur

Traitement magnétique.

Les procédés magnétiques, à vrai dire, ne sont pas de grande utilité dans ces cas, où la douleur est plutôt sourde qu'aiguë.

Traitement hypnotique.

La méthode hypnotique est capable de guérir tous les cas de ce genre, quelle que soit leur gravité.

Après avoir endormi le sujet... vous faites naître des confidences par suggestion. Vous le persuadez qu'il est absolument seul et qu'il a besoin de se confier à lui-même la cause de ses souffrances.

La cause connue, vous êtes certain d'obtenir sans peine et rapidement la guérison.

Avec une discrétion délicate et une sage lenteur,

vous transformez sans à-coup les idées morbides de votre sujet ; vous substituez à son dégoût de l'existence l'amour de la vie ; vous lui faites un autre idéal.

La cause détruite, l'effet ne tarde pas à disparaître, et vous avez la profonde et intime satisfaction de penser que, par vous, un membre, peut-être utile au bon fonctionnement de la société, est soustrait à une mort inévitable.

Affections de la gorge

Traitement magnétique.

Vous commencez les passes à l'arrière du cou, en prenant vos dispositions pour les terminer par une jonction des mains en avant. Vous descendez ensuite le long de la poitrine, puis vous les secouez.

Traitement hypnotique.

Les affections de la gorge étant très douloureuses et mettant le malade dans un état d'agitation extrêmement pénible, vous pouvez, par suggestion, obtenir l'anéantissement de la souffrance, partant le calme.

Affections de la poitrine

Traitement magnétique.

Faites les mêmes passes que celles préconisées pour le traitement des maladies de la gorge, en les commençant toutefois à l'avant du cou.

Traitement hypnotique.

Faites des suggestions appropriées à l'état particulier de chacun de vos malades.

Maladies infectieuses

La méthode magnétique étant de peu d'effet en ce cas et la méthode Liébengen se confondant avec la méthode hypnotique, il nous suffira d'indiquer cette dernière.

Après avoir présenté parallèlement, ainsi que nous l'avons annoncé au cours de notre discussion, un résumé des *Traitements magnétique et hypnotique comparés*, par Filiâtre et Jacquemond, on nous permettra de citer deux exemples pris dans nos essais :

Un de nos amis était alité depuis plus de trois semaines ; il souffrait d'une plaie variqueuse que son médecin n'arrivait pas à guérir. Ce dernier avait tout essayé et, à bout de moyens, on ne parlait de rien moins que de mettre en action les médicaments à base de mercure. La plaie avait une très mauvaise apparence et occupait une surface d'environ cinq centimètres sur deux, l'intérieur était d'un aspect repoussant et les chairs situées dans le voisinage, gonflées, témoignaient d'une grande inflammation. Lors de la première visite que nous lui fîmes, ce pauvre malade n'avait pu goûter aucun repos depuis plusieurs jours et plusieurs nuits.

Nous le magnétisâmes pendant une heure, et comme il nous était impossible de venir le voir tous les jours, nous lui conseillâmes d'appliquer sur la plaie des compresses de coton magnétisé entretenues constamment humides par de l'eau également magnétisée. Quand, deux jours après, nous allâmes de nouveau voir notre malade, nous eûmes le plaisir de constater que le pourtour de la plaie était désenflé, que la plaie n'était plus enflammée et que, même, le travail de fermeture était commencé.

Nous continuâmes à magnétiser la plaie tous les deux jours et, dix jours après notre première visite, cette plaie se ferma complètement pour ne plus s'ouvrir depuis. Le fait date de six ans.

Nous avouons très franchement que notre méthode n'avait rien des méthodes de la science officielle, et le docteur, effrayé de voir l'application, sur une plaie, d'eau claire qui n'était même pas de l'eau bouillie, fit, tout d'abord, remarquer au malade, qui nous avait promis le silence, le danger d'une façon si anormale de procéder, puis après un examen long et minutieux, lui dit : « Vous faites quelque chose que « je ne sais pas et que je ne devine pas ; mais puisque cela « vous fait du bien et que tout ce que j'ai essayé ne vous « occasionnait que de la douleur sans amener d'amélioration, « continuez ce que vous faites. »

Ce même docteur soignait un autre de nos vieux amis atteint d'ataxie locomotrice. L'état du malade s'aggravait et le docteur avait prévenu la femme du malheureux qu'un dénouement fatal, devenu menaçant, n'était plus qu'une affaire de jours. C'est alors qu'on nous demanda le secours du magnétisme et que nous le donnâmes avec empressement. Le malade ne fut pas guéri, mais au grand étonnement du docteur qui disait : « Je ne sais vraiment pas pourquoi son « état est devenu stationnaire et pourquoi il se soutient si « bien », nous le maintinmes pendant trois ans. Des raisons majeures nous ayant empêché de continuer nos magnétisations, la santé du malade tomba subitement et la mort prévue par le docteur arriva sans délai.

C'est pour ne pas allonger sans fin notre discussion, que nous avons rejeté jusqu'ici ces deux faits destinés à prouver que, deux fois de plus, le magnétisme a triomphé, lorsque la médecine se trouvait impuissante ou se reconnaissait désarmée.

Ce n'est pas seulement en face de la médecine, mais aussi, en face de la chirurgie, que peut se dresser le magnétisme animal, et, pour n'en citer qu'un exemple, nous prendrons celui que nous offre le *Journal du Magnétisme* de Genève (1) : Le docteur E.-V. Léger, de Paris, opéra magnétiquement deux malades, Mme X..., de Paris, et M. Edme Flogny, de Mérey (Yonne) ; tous deux souffraient d'une hernie étranglée. Les deux opérations magnétiques réussirent et furent terminées, l'une en quelques minutes, l'autre en une demi-heure.

(1 *Journal du Magnétisme*. Genève, 1877, pp. 158, 164.

NOTE E

La définition que nous avons donnée de la maladie a pu paraître trop simple, mais nous sommes en bonne compagnie pour parler ainsi que nous l'avons fait.

Nous citerons à l'appui de nos affirmations ce que dit Caullet de Veaumorel (1) dans ses *Aphorismes de Mesmer.*

§ *146. — L'homme est en état de santé quand toutes les parties dont il est composé ont la faculté d'exercer les fonctions auxquelles elles sont destinées.*

§ *147. — Si dans toutes les fonctions règne un ordre parfait, on appelle cet état, état de l'harmonie.*

§ *148. — La maladie est l'état opposé c'est-à-dire celui où l'harmonie est troublée.*

§ *149. — Comme l'harmonie n'est qu'une, il n'y a qu'une santé.*

---

(1) [Caullet de Veaumorel] : *Aphorismes de Mesmer dictés à l'assemblée de ses élèves et dans lesquels on trouve ses principes, sa théorie et les moyens de magnétiser, le tout formant un corps de doctrine développée en 344 paragraphes pour faciliter l'application des commentaires au Magnétisme animal ; ouvrage mis au jour par M. C. de V... Médecin de la maison de Monsieur.* Paris 1785.

§ *150. — La santé est représentée par la ligne droite.*

§ *151. — La maladie est l'aberration de cette ligne.*

§ *152. — Le remède est le moyen qui remet l'ordre ou l'harmonie qui a été troublée.*

. . . .

. . . .

§ *159. — Cette faculté ou faculté de l'homme d'être susceptible de toutes ces relations est ce que l'on appelle magnétisme.*

. . . .

. . . .

§ *205. — La maladie étant l'aberration de l'harmonie, cette aberration peut être plus ou moins considérable et produit des effets plus ou moins sensibles ; ces effets sont appelés symptômes symptômatiques.*

§ *206. — Si ces effets sont produits par la cause de la maladie, on les appelle symptômes ; si au contraire ces effets sont des efforts de la nature contre les causes de la maladie et tendent à la détruire et à rameuer l'harmonie, on les appelle symptômes critiques.*

. . . .

. . . .

§ *213. — L'action du magnétisme arrête l'aberration de l'état d'harmonie.*

. . . .

. . . .

§ *309. — Il n'y a qu'une maladie et qu'un remède. La*

parfaite harmonie de tous nos organes et de leurs fonctions constitue la santé. La maladie n'est que l'aberration de cette harmonie. La curation consiste donc à rétablir l'harmonie troublée. Le remède général est l'application du magnétisme par les moyens désignés. Le mouvement est augmenté ou diminué dans le corps, il faut donc le tempérer ou l'exciter, etc., etc.

Doppet (1) de son côté nous dit : « *Il n'y a qu'une vie,* « *qu'une santé, qu'une maladie, par conséquent qu'un remède.*

« Cette proposition qui étonne au premier coup d'œil, « s'explique cependant à l'aide de l'agent général qu'on « établit, comme la cause physique de notre existence et de « sa direction plus ou moins parfaite, dépend la plus ou « moins parfaite organisation de l'individu.

« Lorsque ce fluide nous pénètre dans un juste équilibre, « il en résulte une harmonie qu'on appelle la santé, la ma- « ladie est au contraire l'aberration de l'équilibre, car c'est « de lui que dépend l'ordre de la nature. Quels que soient « leurs effets, les maladies ne sont qu'une seule, c'est-à-dire « perte d'équilibre. Il n'y a donc qu'une maladie. Ce n'est « qu'en restituant l'équilibre qu'on peut dissiper tous les « différents symptômes de la maladie qui n'est qu'une; « mais la restitution ne peut se faire que par une direction « comme de l'agent général ; direction qui n'a lieu que par « le magnétisme animal ; cette opération peut seule rétablir « l'équilibre dans le corps humain ; il n'y a donc qu'un « remède. »

Un autre auteur (2), enfin, rapporte l'opinion d'Oswal

---

(1) DOPPET : *Traité théorique et pratique du magnétisme animal.* Turin 1784.

(2) DEL... : *De la philosophie corpusculaire...* Paris 1785.

Grimps qui reconnaissait « pour seule cause de la maladie, « l'absence d'un fluide vital qui laissait le temps à des fer- « ments étrangers, à des levains pernicieux, de se fixer en « nous et de faire naître la douleur. C'est vainement — dit « Grimps — que le mal prend diverses formes, il faut le com- « battre uniformément et sans relâche. La nature est une, « le principe de toute destruction est un ; on ne peut em- « ployer pour en retarder l'influence cruelle, qu'un esprit, « un souffle unique propre à agiter le principe de vie et à « lui donner plus d'activité. »

Note F

Ceux qui nous ont fait l'honneur de suivre notre discussion nous demanderont certainement si nous entendons écarter des procédés du magnétisme les effleurements, les passes, les impositions des mains et autres gestes ordinaires pour recommander, comme seul et unique procédé, l'emploi de la volonté.

Pour répondre à cette objection, nous rappellerons que le but de notre étude a été de démontrer que, même dépouillé de tous les procédés employés par les magnétiseurs des XVIIIe et XIXe siècles, le magnétisme animal avait encore son existence propre. Mais il est de toute évidence que nous entendons bien aussi revendiquer, comme appartenant au magnétisme, les passes, l'imposition des mains et autres gestes employés de tous temps par tous les magnétiseurs, et nous citerons encore ici quelques passages de l'ouvrage de Caullet de Veaumorel (1), auquel nous avons déjà fait appel dans la note précédente.

§ 237. — ....

....

(1) *Aphorismes de Mesmer*.....

. . . . *Il suffit qu'un homme soit auprès d'un autre homme pour agir sur lui, en provoquant l'intension de ses propriétés.*

§ 238. — *La position respective des deux êtres qui agissent l'un sur l'autre n'est pas indifférente ; pour juger quelle doit être cette position, il faut considérer chaque être comme un tout composé de diverses parties, possédant chacune une forme ou un mouvement tonique particulier ;*. . . . .

. . . .

. . . . *Pour que deux hommes agissent le plus fortement possible l'un sur l'autre, il faut donc qu'ils soient placés en face l'un de l'autre. Dans cette position ils provoquent l'intension de leurs propriétés d'une manière harmonique et peuvent être considérés comme ne formant qu'un tout*. . . . . *il est possible de diriger l'action du magnétisme plus particulièrement sur telle ou telle partie, il suffit, pour cela, d'établir une continuité plus exacte entre les parties que l'on doit toucher et l'individu qui touche.*

Nos bras peuvent être considérés comme des conducteurs propres à établir une continuité. Il suit donc de ce que nous avons dit sur la position la plus avantageuse de deux êtres agissant l'un sur l'autre que, pour entretenir l'harmonie du tout, on doit toucher la partie droite avec le bras gauche et réciproquement. . . . .

. . . . *Ces pôles, comme on le remarque dans l'aimant, font opposition l'un à l'égard de l'autre : ils peuvent être changés, détruits, renforcés.*

. . . .

. . . .

§ 240. — *L'action du magnétisme animal peut être ren-*

forcée et propagée par des corps animés et inanimés........
.... Les corps les plus propres à propager et renforcer le magnétisme animal, sont les corps animés ; les végétaux viennent ensuite, et dans les corps privés de la vie, le fer et le verre sont ceux qui agissent avec le plus d'intensité.

. . . .

. . . .

§ 287. — Pour les (1) établir et les fortifier sur l'homme, il est plusieurs moyens. Le plus sûr est de se mettre en opposition avec la personne que l'on veut toucher, c'est-à-dire en face, de manière que l'on présente le côté droit au côté gauche du malade. Pour se mettre en harmonie avec lui, il faut d'abord mettre les mains sur les épaules, suivre tout le long des bras jusqu'à l'extrémité des doigts, en tenant le pouce du malade pendant un moment ; recommencer deux ou trois fois, après quoi vous établissez des courants depuis la tête jusqu'aux pieds ; vous cherchez encore la cause et le lieu de la maladie et de la douleur ; le malade vous indique celui de la douleur et souvent sa cause : mais plus ordinairement c'est par le toucher et le raisonnement que vous vous assurez du siège et de la cause de la maladie et de la douleur qui dans la plus grande partie des maladies réside dans le côté opposé à la douleur, surtout dans les paralysies, rhumatismes et autres de cette espèce.

Sans la crainte que nous avons d'abuser de la chose, nous pourrions continuer cette citation, suffisante cependant pour

(1) Les courants rentrant et sortant du fluide.

montrer l'application ancienne de la théorie de la polarité et l'usage des passes (1) que les partisans de l'hypnotisme prétendent nous enlever.

Nous croyons inutile de rappeler que *l'ouvrage de Caullet de Veaumorel est daté de 1785, et que si le Magnétisme animal était né, on ne parlait pas encore d'Hypnotisme* — nos adversaires nous l'accorderont ; les procédés indiqués appartiennent donc bien *en propre* au magnétisme animal et nous ne les abandonnerons pas.

Nous ajoutons, enfin, qu'il ne faut pas croire à l'obligation, pour le magnétiseur, de faire acte de volonté violente ; il

---

(1) On a toujours enseigné que pour faire les passes, on devait descendre les mains de la tête aux extrémités et cela pour éviter les congestions ou les syncopes que pourrait amener la méthode inverse. Cependant, parlant d'un ouvrage traitant des rites, des cérémonies et des mystères en usage parmi les brahmes, ouvrage écrit, affirme-t-il, bien avant l'expédition d'Alexandre-le-Grand dans l'Inde, d'Hénin de Cuvilliers (*Archives du magnétisme animal*, vol. 6, p. 30), écrit : « Il y est dit que « dans une pratique commune de ce pays-là, qu'on appelle Matricha-« Machon, ils [les brahmes] obtiennent une nouvelle sorte de vie. Ils « considèrent la région épigastrique comme étant le siège habituel de « l'âme. Ils promènent leur main depuis cet endroit du corps jusqu'à la « tête ; ils pressent, ils frottent quelques nerfs, qu'ils supposent corres-« pondre à ces différentes parties ; ils prétendent qu'en agissant ainsi « ils transportent l'âme au cerveau. Aussitôt que le Brahme se croit « arrivé à ce point-là, il pense que son corps et son âme sont réunis avec « la Divinité, et qu'il en fait partie.

« Il n'y a pas de doute que cette manière d'expliquer ce procédé est « très imparfaite ; mais ce qui est très remarquable, c'est qu'elle a une « grande analogie avec la méthode dont on se sert pour produire le « somnambulisme. »

faut *vouloir*, simplement. La violence d'ailleurs ne mène à rien et comme l'a dit le P. Hervier (1) :

« Ce ne sont ni les gros vents ni le bruit du tonnerre qui « font épanouir les fleurs ; c'est le silence d'une belle nuit « qui prépare le bouton de la rose ; c'est le paisible et doux « lever du soleil qui l'ouvre au milieu des rosées de l'aurore « et qui déploie ensuite ses feuilles pour leur faire exhaler « leurs parfums. C'est ainsi que les influences les plus « harmonieuses nourrissent le feu réparateur de la santé. »

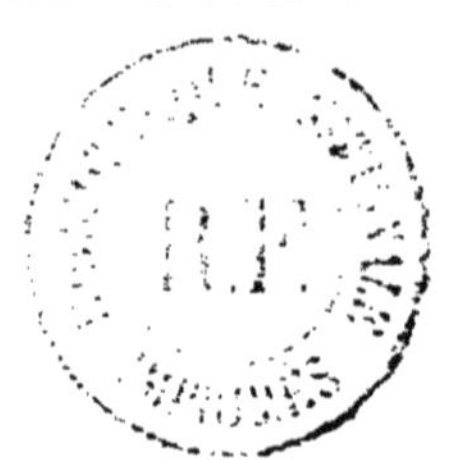

(1) Ch. Hervier : *Théorie du Magnétisme.* Paris, 1817.

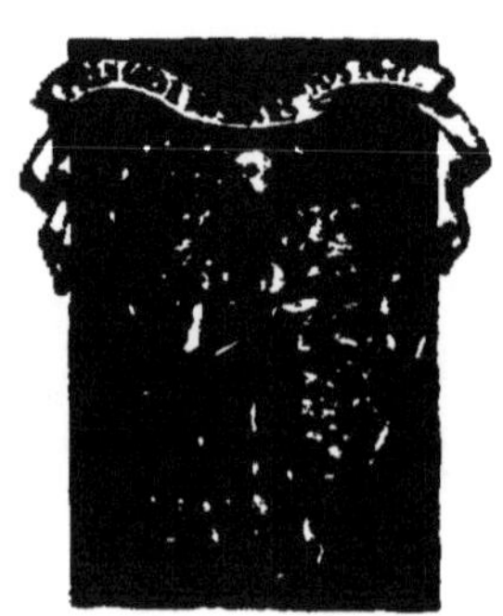

ACHEVÉ D'IMPRIMER

le 30 avril de l'an mil neuf cent sept

SUR LES PRESSES

DE

FRANÇOIS DUCLOZ

IMPRIMEUR

A

MOUTIERS-TARENTAISE

(SAVOIE)

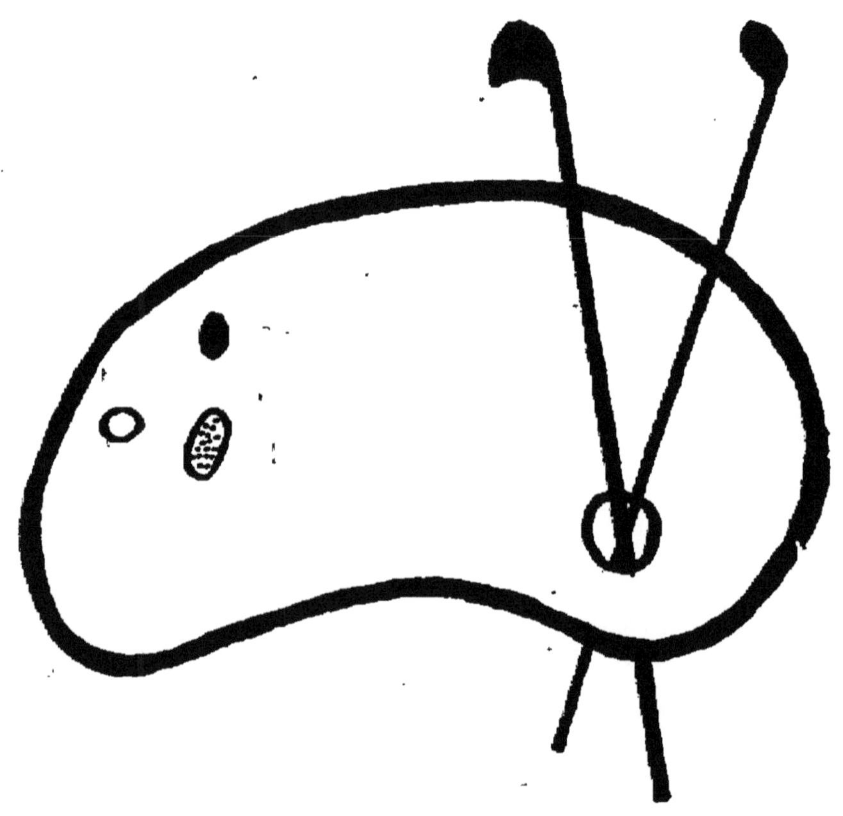

www.ingramcontent.com/pod-product-compliance
Ingram Content Group UK Ltd.
Pitfield, Milton Keynes, MK11 3LW, UK
UKHW020212250726
13967UKWH00003B/1414

9 782012 894525